药剂学实验指导

主　编　周　毅　李　沙

副主编　秦凌浩　韦敏燕　罗　芮　缪迎羚

编　委（按姓名汉语拼音排序）

艾秀娟（广州医科大学）　　　　杜玲然（广州医科大学）

郭波红（广东药科大学）　　　　胡海燕（中山大学）

李　沙（暨南大学）　　　　　　李　欣（广州医科大学）

罗　芮（暨南大学）　　　　　　缪迎羚（广州医科大学）

乔宏志（南京中医药大学）　　　秦凌浩（广东药科大学）

涂盈锋（南方医科大学）　　　　王秀丽（北京中医药大学）

韦敏燕（广州医科大学）　　　　许川山（广州医科大学）

张永太（上海中医药大学）　　　周　毅（广州医科大学）

秘　书　缪迎羚（广州医科大学）

科 学 出 版 社

北 京

内 容 简 介

    《药剂学实验指导》是与药剂学理论学习相辅相成的必备实践用书。本书共分为四部分，包括药剂学实验课要求与基本技能、验证性实验、综合设计性实验、创新性设计实验。书末还有相关知识附录。本书从药剂学基础知识到学科前沿的新剂型与制剂新技术均有涵盖，在扎实基本实验技能的基础上，培养学生创新思维、动手能力和科学素质。

    本书可供医药类专业本科生药剂学实验课程教学使用，也可用作医院制剂部门、科研机构、药物研发企业等药物制剂研发的科技人员的参考书籍。

图书在版编目（CIP）数据

药剂学实验指导 / 周毅，李沙主编. -- 北京：科学出版社，2025. 3.
ISBN 978-7-03-080111-1

Ⅰ. R94-33

中国国家版本馆 CIP 数据核字第 202451CY35 号

责任编辑：王镖韫/责任校对：周思梦
责任印制：张 伟/封面设计：陈 敬

科学出版社 出版

北京东黄城根北街 16 号
邮政编码：100717
http://www.sciencep.com

三河市骏杰印刷有限公司印刷

科学出版社发行 各地新华书店经销

*

2025 年 3 月第 一 版 开本：787 × 1092 1/16
2025 年 3 月第一次印刷 印张：9 1/2
字数：280 000

定价：45.00 元
（如有印装质量问题，我社负责调换）

前　言

　　药剂学实验是一门应用很强的实验性学科，是与药剂学学科学习相辅相成的必备实践学科。本着在实践教学中帮助学生内化基础理论知识、培养其基本药剂学实验实践能力、提升其综合应用能力，做到学以致用的宗旨，本书编者设计了药剂学实验课要求与基本技能、验证性实验、综合设计性实验与创新性设计实验四部分实验内容。全书层层递进，从实验室安全与规范到学科前沿新剂型与制剂新技术、从常规剂型验证性实验到自主设计性实验逐级展开，旨在扎实药剂学基础知识的前提下，加强对使用者创新思维、动手能力和科学素质的培养，这有助于使用者夯实基础知识与实验技能，进而拓展专业理论知识的综合应用能力及创新能力。其中综合设计性实验和创新性设计实验可以加强创新思维的培养和基本操作训练，同时也可以增进药剂学理论教学与实验教学衔接，真正实现理论学习与实验实践学习实时融合的目标。

　　本书强调实验原理、实验步骤部分的详尽，以便帮助使用者进一步强化、掌握和运用理论课程中学习到的药剂学基础理论、处方分析、制备工艺流程、常用制剂剂型及质量控制等方面的知识。实验内容从常规药物剂型与基本理论相关的实验入手进行编撰，同时纳入多种缓、控释制剂及微粒药物递送系统等与学科发展前沿相关的新剂型与制剂新技术方面的实验内容，可以很好地满足学生的个性化教育及创新性能力培养的需求。这也使本书内容丰富，适用范围广泛，可满足不同层次药学类院校相关专业的药剂学实验课程的教学需求，也可用作医院制剂部门、科研机构、药物研发企业等从事药物制剂研发的科技人员的参考书籍。

　　在全面实施健康中国战略的背景下，大力发展生物医药产业是实现《"健康中国 2030"规划纲要》目标的保障，这需要培养使命担当、专业技术能力扎实、创新能力突出的综合创新型药学人才，希望本书的出版能为高素质药学专业人才的培养添砖加瓦。

编　者

2024 年 1 月

目　　录

第一部分　药剂学实验课要求与基本技能

第一节　实验室常见安全问题及学生守则

1. 化学药品引起的火灾

安全措施：

（1）科学、严格地管理化学药品，禁止各类化学药品接触造成火灾。

（2）严禁在易燃材料附近使用明火，定时检查灭火器和其他灭火设备的有效性，并确保所有实验室人员了解紧急撤离程序。

（3）实验室内严禁吸烟，使用一切加热工具均应提前了解并严格遵守操作规程，离开实验室前关上水电开关。

（4）使用易燃有机溶剂时应特别注意使用温度和实验条件。加热易燃液体时，最好使用油浴或水浴，不得用明火加热。要在没有火源并且通风良好（如通风橱）的地方使用易燃液体，注意用量不要过大。

2. 某些强氧化剂、可燃性气体等引起爆炸　如硝酸盐、氯酸盐、过氧化物等，一旦遇上有机物、易燃性物质、还原剂或发生强烈摩擦、撞击等即发生强烈爆炸。可燃性气体，如氢气、甲烷等，一旦与空气混合，达到其爆炸极限时，遇水即可发生爆炸。

安全措施：

（1）在回收液体时要看清标签，分类回收。禁止随意将酸、碱等废液混合，以免造成废液桶爆炸。

（2）进行流通蒸汽灭菌操作应计时，避免锅中水烧干导致玻璃仪器接触炽热锅底发生高温爆裂。

（3）严防室内积聚高浓度易燃易爆气体。

（4）禁止在密闭的体系中进行蒸馏、回流等加热操作。

3. 误服各种毒物

解决措施：

（1）让中毒者先服用牛奶、蛋清、面粉水等，将毒物冲淡，随后用手刺激喉部引起呕吐。

（2）磷中毒，千万不可喝牛奶，可将5～10 ml硫酸铜溶液用温水调服。

（3）若误服少量强酸，不要催吐，先立即大量饮水，再喝点牛奶。

（4）误服少量强碱时，不要催吐，先立即大量饮水，再服氢氧化镁乳剂，最后再喝些牛奶。

（5）若误服少量硝酸银溶液可服氯化钠溶液解毒。

4. 吸入有毒气体

安全措施：

（1）操作可挥发性、毒性药品时，应在通风橱内进行操作。使用通风橱前，应检查通风橱是否正常工作。

（2）使用个人防护装备，如化学防护眼镜、实验服、化学防护手套等。

解决措施：应立即将中毒者移至空气新鲜的地方，将衣领解开。

5. 有毒、腐蚀性化学品（如碘、甲酚、酸、碱等）溅到身体。

安全措施：

（1）进入实验室及进行实验过程中应规范穿着实验服，禁止穿短裤、裙子、凉鞋、拖鞋等使皮肤暴露在外。

（2）提前了解实验室内的危险品数量与种类，并对可能发生的化学品溅出事故有安全预防措施。

（3）提前了解所使用的化学药品的性质，不要盲目操作，更不要违规使用。

（4）禁止将温度计当搅拌棒使用，防止温度计折断或破损，导致其他危害。

（5）实验室中准备好带有使用说明的化学品泄漏处置包、吸附剂和防护设备来清理轻微的化学品溅出。

（6）避免皮肤与有机溶剂直接接触，要做好个人防护，如穿好防护服，佩戴防护眼镜。在使用过程中有毒有机溶剂溢出或洒出，应移开所有火源，用吸收剂覆盖、清扫、装袋、封口，作为废液处理。

（7）使用液体制剂时应小心，若发生倾洒应及时处理。避免溶剂洒在地上造成人员跌倒及洒在桌面上导致人员误触造成损伤。如甲酚可因接触而导致皮肤损伤。另外，液体洒在插座上可能造成漏电。

解决措施：

（1）立即用药棉或纱布擦掉，并用大量自来水冲洗或用相应的解毒剂冲洗，将溅到的身体部位在快速流动的水下冲洗至少 5 min。

（2）立即除去被溅到的衣物并确认化学品没有掉进鞋内。

（3）碱类物质灼伤，先用大量水冲洗，再用 1% 硼酸或 2% 醋酸溶液浸洗，最后用水洗；酸灼伤应先大量水冲洗再用稀碳酸氢钠溶液浸洗，最后水洗；溴灼伤要立即用 20% 硫代硫酸钠冲洗，再用大量水洗，最后包上纱布就医。

（4）眼睛受到化学灼伤时，用大量水进行洗涤至少 15 min，避免水流直射眼球，更不要揉眼睛。如有必要，采取医学处理。

（5）水银温度计破碎后，可用吸管吸去大部分水银，置于特定密闭容器并做好标识，并交由有资质的废弃危险化学品处理公司进行处理，在现场撒上一层硫黄粉。

6. 未正确使用紫外线灯

安全措施：

（1）仅允许接受过培训的人员操作紫外线灯设备。提供定期的安全培训，以确保操作人员了解安全注意事项和紧急处理措施。

（2）在使用结束后确保正确关闭紫外线灯，避免不必要的辐射暴露。可以使用提醒系统，如标志或定时器，以确保关闭步骤被正确执行。

（3）在紫外线灯下观察时应注意防护眼部，避免灼伤。

7. 离心机操作不当

安全措施：

（1）在使用离心机时，离心管必须对称平衡，可以用水作平衡物以保持离心机平衡旋转。

（2）离心机启动前应盖好盖子，离心操作结束时，必须等到离心机停止运转后再打开盖子，禁止在离心机未完全停止运转前打开盖子或用手触摸离心机的转动部分。

8. 轻微割破和刺伤

安全措施：

（1）掰开安瓿瓶时，先用砂盘划痕后再掰开，防止手指被划破。

（2）使用合适的容器存放尖锐物品，避免裸手处理废弃物，使用防护手套进行操作。

（3）不要将温度较高的玻璃器皿放于过冷的台面上，否则温度急剧变化会引起玻璃破碎。

（4）使用注射器时要注意不要被针头刺伤及针筒破碎而伤害手部，针头和针筒要旋紧以防止渗漏。

解决措施：被玻璃划伤后应及时检查体内有无玻璃碎屑残留，做好清理工作后，涂抹碘伏进行消毒处理。

9. 烫伤

解决措施：

（1）第一步，轻度烫伤时，把烫伤部位用清洁的、流动的冷水冲洗 30 min 左右，水流不必太急。

（2）第二步，冲冷水的同时除去伤口上的衣物，若双手不便可用剪刀剪开衣物。注意剪刀头尽量向上，避免尖锐的剪刀伤到皮肤或弄破水疱。

（3）第三步，用冷水持续浸泡烫伤的部位 10～30 min。

（4）第四步，用无菌纱布或干净的毛巾覆盖伤口并固定，保持伤口清洁。

（5）第五步，及时就医。

10. 用电安全隐患

安全措施：

（1）插座烧坏应及时检查线路并维修。

（2）定期进行电器安全检查和维护。

（3）遵循设备操作手册，不超载使用电器设备。

（4）避免在操作中接触电源部分，以减少电击风险。

（5）配备漏电保护器和接地系统，确保安全。

（6）固定插座必须安全固定在墙上，固定使用的大型仪器设备应安装固定独立插座。

（7）禁止串接接线板，且接线板不得长期使用，同一接线板上不得同时使用多种大功率电设备。接线板不得放置在地上，在接线板周围勿摆放纸张、化学品、高压气瓶等易燃易爆品。

（8）用于加工、储存及运输各种易燃气、液、粉体的金属设备和非导电材料都必须可靠接地。

解决措施：

（1）实验室仪器设备用电或线路发生故障着火时，要先立即切断现场电源，并组织人员用灭火器进行灭火。

（2）若发生触电事故，应首先切断电源或拔下电源插头，禁止在未切断电源的情况下直接接触触电者。如果漏电严重，切断电源后立即通知电工处置，并指挥实验室人员撤离。若触电者出现休克现象，应立即进行人工呼吸，并马上送医救治。

11. 钢瓶倾倒危险　钢瓶内的物质经常处于高压状态，当钢瓶倾倒、遇热、遇不规范的操作时都有可能引发爆炸等危险。

安全措施：所有气体钢瓶（包括气瓶间气瓶）应当靠墙直立放置，并使用固定架、链条、气瓶柜等固定措施固定，且不得阻塞过道，不得放置在发热（如微波炉、空调）或高压的设备旁边。

12. 潜在的生物污染　如细菌、病毒和有害微生物等。如果不正确处理，可能导致交叉感染和疾病传播。

安全措施：

（1）要遵循生物废弃物处理规定去正确处理和销毁实验废物。

（2）进行生物实验时要使用生物安全柜，确保实验操作在安全环境中进行。

（3）进行生物实验的实验员要提前接受生物安全培训，了解生物污染的预防和处理方法。

第二节　药剂学培养目标

一、教学目标

（1）通过常用剂型的制备，使学生掌握药剂学研究与应用的主要内容、方法、手段与技术，使其具备从事相关药学科研与生产实践工作的药剂学基本实验技能。

（2）通过药剂学新技术与新剂型的实验，使学生更好地了解药剂学的发展前沿。

（3）将课堂上所讲的基础理论知识与实验课的实践操作紧密结合，使学生在实验课获得感性认识的过程中进一步深刻理解课堂上所学到的理论知识，并将所学到的理论知识运用到实践操作中，从而将两者有机结合。

（4）通过综合设计性实验和创新设计性实验，培养学生提出问题、分析问题、解决问题的综合能力，引导学生的创新性思维，培养其勇于创新、勇于探索的精神及团队合作精神。

二、教学要求

（1）学习和掌握药剂学的基本实验操作技能，常用剂型的典型制备工艺、处方设计方法、涉及的原理、常用辅料及主要质量控制环节，并了解《中华人民共和国药典》（简称《中国药典》）规定的检验方法等。

（2）学习和掌握药剂学新技术与新剂型最基本的操作与制备方法及常用辅料，为新技术与新剂型的研究与应用打下基础。

（3）在实验操作中注意理论与实践有机结合，并通过设计性实验，提高学生提出、分析与解决问题的能力，以及创新精神与团队合作的精神。

为了保证达到药剂学试验的预期目的，要求学生必须做到：

1. 实验前预习有关实验内容，明确目的，了解方法，做到心中有数。

2. 实验时要勤于思考，仔细观察实验现象与结果，培养自己独立思考和解决问题的能力。

3. 实验中应具备高度的责任感，做到安全操作，杜绝浪费，保证制品质量。

4. 实验后做好仪器与环境的清洁，认真写好实验报告。

第三节　药剂学基本操作

实验一　固体制剂的基本单元操作

一、实验目的

1. 掌握研磨、筛分和混合的操作方法。

2. 熟悉粉体堆密度、休止角的测定方法。

3. 了解粒度对粉体堆密度、休止角的影响。

二、实验指导

根据物相状态划分，药物制剂包括固体制剂、液体制剂和气体制剂三大类。其中，固体制剂的基本构成单元是粉体，即无数个固体粒子的集合体。粒子是粉体运动的最小单元，而粒子间存在着一定的相互作用，从而出现不同的表现形式。粉体的粒径与粒度分布、比表面积、密度与空隙率、流动性与充填性、吸湿性与润湿性、黏附性与凝聚性、压缩性等是粉体重要的性质。其中粉体的密度和流动性与固体制剂的制备及质量密切相关，如片剂、胶囊剂的填充，重量差异等。

粉体的密度是指单位体积粉体的质量。由于粉体的颗粒内部和颗粒间存在空隙，粉体的体积具有不同含义。粉体的密度根据所指的体积不同分为真密度（true density）、粒密度（granule density）和堆密度（bulk density）三种，真密度是指粉体质量除以不包括颗粒内外空隙的固体体积求得的密度；粒密度是指粉体质量除以包括开口细孔与封闭细孔在内的颗粒体积所得的密度；堆密度是指粉体质量除以该粉体所占容器的体积所得的密度。三种密度的大小顺序在一般情况下为真密度≥粒密度＞堆密度。

粉体的流动性与粒子的形状、大小、表面状态、密度、空隙率、颗粒之间的摩擦力和黏附力等有关，粉体的流动性对颗粒剂、胶囊剂、片剂等固体制剂的重量差异及正常的操作影响较大。粉体的流动形式很多，其对应的评价方法也有所不同，常用的有休止角法、流出速度法、墙面摩擦角休止角法、压缩度法、最小流化速度法等。休止角是评价粉体流动性最简单常用的方法，粒子在粉体堆积层的自由斜面上滑动时受到重力和粒子间摩擦力的作用，当这些力达到平衡时处于静止状态。休止角是此时粉体堆积层的自由斜面与水平面所形成的最大角，常用的方法有注入法、排出法、倾斜角法等。实验室最常用的方法为注入法，也叫固定漏斗法，值得注意的是，测量方法不同所得数据有所不同，重现性差，所以不能把它看作粉体的一个物理常数。如图 1-1 所示，休止角越小，说明摩擦力小，流动性越好。粒子间的黏着力、摩擦力等会阻碍粒子的自由流动，影响粉体流动性，通过增大粒子大小、加入助流剂、改变粒子形态及表面粗糙度等方法可以改善粉体的流动性。

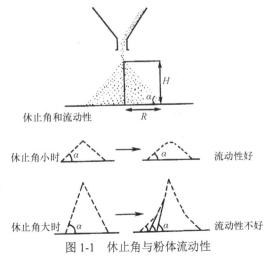

休止角和流动性

休止角小时　→　流动性好

休止角大时　→　流动性不好

图 1-1　休止角与粉体流动性

三、实验安全提示

1. 注意佩戴口罩，避免摄入微细粉粒。

2. 控制操作力度，防止玻璃仪器碎裂伤人。

四、实验内容

【实验仪器】　电子天平（精确至 0.01 g）、称量纸、研钵、80 目筛网 + 底盘、铁架台、铁圈及铁夹、75 mm 平头玻璃漏斗、表面皿、套有软管的玻棒、50 ml 量筒、药勺、直尺、100 ml 烧杯。

【实验试剂】　微粉硅胶、淀粉、自制颗粒粉体。

【实验步骤】

1. 待测样品的制备　取适量微粉硅胶与淀粉，于研钵中研磨均匀后过 80 目筛网，小心收集筛下产品。分别取过 80 目筛的微粉硅胶和淀粉各 10 g；分别取过 80 目筛的微粉硅胶与淀粉 1 g 和 9 g 混合均匀，制得微粉硅胶-淀粉 10∶90 体系的样品；分别取过 80 目筛的微粉硅胶与淀粉 0.2 g 和 9.8 g 混合均匀，制得微粉硅胶-淀粉 2∶98 体系的样品；再取未研磨的微粉硅胶和淀粉各 10 g；共制得 6 种粉体样品，备用。

2. 堆密度的测定　先称定量筒重量记为 a，然后取上述制备好的 6 种粉体样品，不施加任何外力自然填充至 50 ml 量筒中，填充至 40 ml（若不足则加入全部粉体）。设填充完毕体积为 V_1，称定总重为 b；再用玻棒敲击至体积不再变化，记录体积为 V_2；重复测定 3 次，采用式（1-1）、式（1-2）计算最松堆密度（bulk density，ρ_b）与振实密度（tap density，ρ_t；又称最紧堆密度），并求算平均值与标准偏差（standard deviation，SD），比较粉体粒度及助流剂比例对粉体堆密度的影响。

$$\rho_b = (b-a)/V_1 \tag{1-1}$$

$$\rho_t = (b-a)/V_2 \tag{1-2}$$

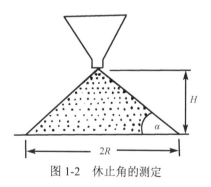

图 1-2　休止角的测定

3. 休止角的测定（固定漏斗法）　如图 1-2 所示，将漏斗固定于铁架台上，调整高度使漏斗底部距离底平面的距离为 3 cm，将表面皿置于漏斗正下方，将上述粉体分别添加至漏斗上部使其缓慢自由流下，待堆积层高度达到 H 且静止后停止添加粉体，记录堆积层圆盘直径 $2R$，按式（1-3）求算休止角 α。重复测定 3 次，计算平均值和 SD，比较粉体粒度及助流剂比例对粉体流动性的影响。

$$\tan \alpha = H/R \tag{1-3}$$

五、实验结果与讨论

将实验所测得的数据记录于表 1-1、表 1-2 中，并结合数据进行分析讨论。

表 1-1　粉体堆密度测定结果　　　　　　　　　　　　　　　（单位：g/ml）

样品	ρ_{b1}	ρ_{b2}	ρ_{b3}	$\overline{\rho}_b$	SD	ρ_{t1}	ρ_{t2}	ρ_{t3}	$\overline{\rho}_t$	SD
微粉硅胶										

续表

样品	ρ_{b1}	ρ_{b2}	ρ_{b3}	$\bar{\rho}_b$	SD	ρ_{t1}	ρ_{t2}	ρ_{t3}	$\bar{\rho}_t$	SD
过 80 目筛的微粉硅胶										
淀粉										
过 80 目筛的淀粉										
微粉硅胶-淀粉（10∶90）										
微粉硅胶-淀粉（2∶98）										
自制颗粒产品										

表 1-2　粉体流休止角测定结果　　　　　　　　　　　　（单位：°）

样品	α_1	α_2	α_3	$\bar{\alpha}$	SD
微粉硅胶					
过 80 目筛的微粉硅胶					
淀粉					
过 80 目筛的淀粉					
微粉硅胶-淀粉（10∶90）					
微粉硅胶-淀粉（2∶98）					
自制颗粒产品					

六、思考题

1. 请问粉体的密度有哪几种，其含义与测定方法各有哪些？

2. 除了本实验使用的方法外，粉体流动性还有哪些评价与测定方法？

3. 影响粉体流动性的因素有哪些？

附：

tan α 数据查对表

tan1° = 0.0174	tan14° = 0.2493	tan27° = 0.5095	tan40° = 0.8391	tan53° = 1.327
tan2° = 0.0349	tan15° = 0.2679	tan28° = 0.5317	tan41° = 0.8693	tan54° = 1.376
tan3° = 0.0524	tan16° = 0.2867	tan29° = 0.5543	tan42° = 0.9004	tan55° = 1.428
tan4° = 0.0699	tan17° = 0.3057	tan30° = 0.5773	tan43° = 0.9325	tan56° = 1.482
tan5° = 0.0875	tan18° = 0.3249	tan31° = 0.6009	tan44° = 0.9657	tan57° = 1.540
tan6° = 0.1051	tan19° = 0.3443	tan32° = 0.6249	tan45° = 0.9999	tan58° = 1.600
tan7° = 0.1228	tan20° = 0.3640	tan33° = 0.6494	tan46° = 1.035	tan59° = 1.664
tan8° = 0.1405	tan21° = 0.3839	tan34° = 0.6745	tan47° = 1.072	tan60° = 1.732
tan9° = 0.1584	tan22° = 0.4040	tan35° = 0.7002	tan48° = 1.111	tan61° = 1.804
tan10° = 0.1763	tan23° = 0.4245	an36° = 0.7265	tan49° = 1.150	tan62° = 1.880
tan11° = 0.1944	tan24° = 0.4452	tan37° = 0.7535	tan50° = 1.192	tan63° = 1.963
tan12° = 0.2125	tan25° = 0.4663	tan38° = 0.7813	tan51° = 1.235	tan64° = 2.050
tan13° = 0.2309	tan26° = 0.4877	tan39° = 0.8098	tan52° = 1.280	tan65° = 2.144

续表

tan66° = 2.246	tan71° = 2.904	tan76° = 4.011	tan81° = 6.314	tan86° = 14.30
tan67° = 2.356	tan72° = 3.078	tan77° = 4.331	tan82° = 7.115	tan87° = 19.08
tan68° = 2.475	tan73° = 3.271	tan78° = 4.705	tan83° = 8.144	tan88° = 28.64
tan69° = 2.605	tan74° = 3.487	tan79° = 5.144	tan84° = 9.514	tan89° = 57.29
tan70° = 2.747	tan75° = 3.732	tan80° = 5.671	tan85° = 11.43	

实验二　液体制剂的基本单元操作

一、实验目的

1. 掌握液体制剂中溶液剂制备的基本操作和 pH 的调节方法。

2. 掌握精密 pH 试纸与广泛 pH 试纸的区别。

3. 熟悉 pH 对药物溶解度的影响。

二、实验指导

根据物相状态划分，药物制剂包括固体制剂、液体制剂和气体制剂三大类。其中，液体制剂包括溶液剂、乳剂和混悬剂等类型，而溶液剂则指药物以分子或离子形式溶解在适合溶剂中制成的制剂。

在溶液剂的制备过程中，溶解是关键步骤。药物是否能溶解于水中，溶解速度如何，能溶解多少，主要由其溶解度决定。在固定温度和气压的条件下，药物分子的结构是溶解度的核心影响因素。分子结构中含有羧基、磺酸基和酚羟基等酸性基团或氨基、胍基或哌啶环等碱性基团的药物，由于这些基团的极性较高，在水中可能表现出一定的溶解度。然而，根据 Henderson-Hasselbalch 方程：

$$pH = pK_a + lg([A^-]/[HA])$$

可知，酸碱性基团的解离程度与溶液 pH 有定量关系。对于酸性基团，pH > pK_a 时解离较多，此时药物分子极性提高，水溶性增大；对于碱性基团，pH < pK_a 时解离较多，此时药物分子极性提高，水溶性增大。

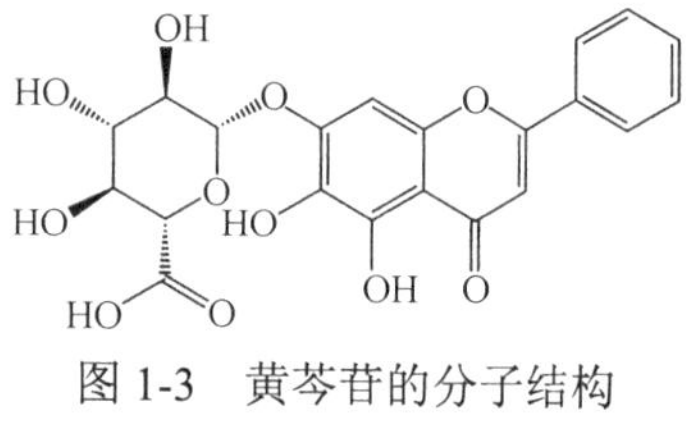

图 1-3　黄芩苷的分子结构

黄芩苷（$C_{21}H_{18}O_{11}$，$M = 446.09$；图 1-3）常温下为淡黄色粉末，味苦。难溶于甲醇、乙醇、丙酮，微溶于氯仿和硝基苯，几乎不溶于水。其分子中含有羧基和酚羟基，在碱性环境下容易解离，据此可以将溶液的 pH 调节为碱性以增加其溶解性能。

三、实验安全提示

1. 使用实验防护措施，避免 NaOH 腐蚀。

2. 控制操作力度，防止玻璃仪器碎裂伤人。

3. 正确使用移液枪，并合理处置移液枪头，避免污染。

四、实验内容

【实验仪器】　电子天平（精确至 0.01 g）、称量纸、药勺、100 ml 烧杯、玻棒、1 ml 移液枪、移液枪枪头、镊子、精密 pH 试纸、广泛 pH 试纸。

【实验试剂】　黄芩苷、蒸馏水、NaOH 溶液（0.4 mol/L）。

【实验步骤】

1. 黄芩苷在水中的溶解性　取蒸馏水 50 ml 于 100 ml 烧杯中，加黄芩苷 250 mg，反复搅拌，静置 5 min，观察并记录黄芩苷的溶解情况，拍照。分别以精密 pH 试纸和广泛 pH 试纸测定其 pH。

2. 黄芩苷在碱性环境中的水溶性　取步骤 1 中的样品，使用移液枪小心滴加 NaOH 溶液调节样品的 pH 至 7.3 左右，使黄芩苷完全溶解，其间以玻棒蘸取微量溶液用精密 pH 试纸测定样品的 pH 来判断 NaOH 溶液的加入体积，并观察加入不同体积 NaOH 溶液过程中样品的外观性状等的变化，记录实验现象。在 pH 达到 7.3 左右，黄芩苷完全溶解后，记录加入的 NaOH 体积及黄芩苷的溶解情况，拍照并分别使用精密 pH 试纸和广泛 pH 试纸测定 pH。对比两种 pH 试纸测定 pH 的效果差异。

五、实验结果与讨论

将实验所测得的数据记录于表 1-3 中，并结合数据进行分析讨论。

表 1-3　黄芩苷溶解实验结果

样品	溶解情况及样品外观性状	NaOH 溶液用量（ml）	pH	
			精密 pH 试纸	广泛 pH 试纸
黄芩苷 + 水（搅拌后静置 5 min）				
黄芩苷 + 水 + NaOH（完全溶解）				

六、思考题

1. 由实验结果分析与讨论影响水中难溶性药物增溶的因素可能有哪些。

2. 由实验结果分析与讨论哪些方法可能提高难溶性药物的水溶性。

第二部分　验证性实验

实验一　溶液型液体制剂的制备及评价

一、实验目的

1. 了解各类溶液型液体制剂的分类及特点。

2. 掌握各种溶液型液体制剂的制备方法、关键操作、质量标准及检查方法。

3. 熟悉溶液型液体制剂中常用附加剂的正确使用、作用机制及常用量。

二、实验原理

（一）溶液型液体制剂的概念

液体制剂（liquid preparation）是指药物以分子或离子状态分散在适宜的溶剂中的一种可供内服或外用的液体形态的制剂。溶液型液体制剂分为低分子溶液型和高分子溶液型液体制剂。

1. 低分子溶液型液体制剂　是指小分子药物以分子或离子状态分散在溶剂中形成的供内服或外用的真溶液。常见类型有溶液剂、芳香水剂、甘油剂、酊剂、糖浆剂等。常用溶剂为水、乙醇、丙二醇、甘油或混合液、脂肪油等。溶液型液体制剂为均匀澄明液体，能被较快地吸收。

2. 高分子溶液型液体制剂　是指高分子化合物溶解于溶剂中制成的均匀分散的液体制剂。以水为溶剂制备的高分子溶液剂称为亲水性高分子溶液剂，或称胶浆剂。以非水溶剂制备的高分子溶液剂称为非水性高分子溶液剂。由于高分子的分子较大，因此也属于胶体。高分子溶液剂属于热力学稳定系统。

（二）溶液型液体制剂的制备方法

低分子溶液型液体制剂的制备方法主要有溶解法、稀释法和化学反应法。其中溶解法最为常用。芳香水剂和酊剂的制备方法主要有溶解法、稀释法与水蒸气蒸馏法。甘油剂的常用制备方法有溶解法与化学反应法。

高分子溶液型液体制剂和胶体液体制剂的配制过程基本与低分子溶液型液体制剂类同，但将药物溶解时，宜采用分次撒布在水面或将药物黏附于已湿润的器壁上，使之自然吸水膨胀，然后搅拌或加热使之溶解。

根据液体制剂的不同的目的和需要可加入一些必要的添加剂，如增溶剂、助溶剂、潜溶剂、防腐剂、着色剂、矫味剂和稳定剂等附加剂。

溶解法制备过程中各种物料的加入顺序可参考如下次序：一般将潜溶剂、助溶剂、稳定剂等附加剂先加入；固体药物中难溶性的应先加入溶解，易溶药物、液体药物及挥发性药物后加入；酊剂特别是含树脂性的药物加到水性混合液中时，速度宜慢，且需随加随搅。为了加速溶解，可将药物研细，以处方溶剂的 1/2～3/4 量来溶解，必要时可搅拌或加热，热稳定而溶解缓慢的药物，可加热促进溶解；挥发性或不耐热药物则应不加热或在 40℃ 以下时加入，以免挥发或被破坏。

高分子溶液型液体制剂处方中有电解质、高浓度醇、糖浆、甘油等物质时，先行溶解或稀释后再加入，而且用量不宜过大。如需滤过时，所用滤材应与胶体溶液的荷电性相适应，最好采用不带电荷的滤器，以免凝聚。

最后成品应进行质量检查，合格后选用清洁适宜的容器分装。

三、实验内容

（一）实验材料与仪器

1. 实验材料　薄荷油、滑石粉、碘、碘化钾、胃蛋白酶、稀盐酸、甘油等。

2. 实验仪器　烧杯、量杯、碘量瓶、研钵、漏斗、棉球、滤纸、吸量管、天平等。

（二）实验部分

1. 复方碘溶液（助溶法）

（1）处方

碘	1.0 g
碘化钾	2.0 g
蒸馏水	加至 20 ml

（2）制法：取 1.0 g 碘化钾置于 50 ml 烧杯中，加蒸馏水约 4 ml，配成浓溶液，加 2.0 g 碘，搅拌使溶解，最后添加适量的蒸馏水，使全量成 20 ml，即得。

（3）注意事项

1）碘在水中的溶解度小，加入碘化钾作助溶剂。

2）为使碘能迅速溶解，宜先将碘化钾加适量蒸馏水配制浓溶液，然后加入碘溶解。

3）碘有腐蚀性，慎勿接触皮肤与黏膜，称量、制备、储存时应选择适当条件。

（4）质量检查：成品外观、性状。

2. 芳香水剂薄荷水的制备（分散溶解法）

（1）处方

薄荷油	0.1 ml
滑石粉	0.7 g
蒸馏水	加至 50 ml

（2）制法：取薄荷油，加滑石粉，在研钵中研匀，转入带塞碘量瓶中加水至足量，加盖，振荡摇匀，用润湿的棉球或滤纸过滤，反复过滤至滤液澄清，再自滤器上加适量蒸馏水使成 50 ml，即得。

（3）注意事项

1）本品为薄荷油的饱和水溶液，约 0.05%（ml/ml），处方用量为溶解量的 4 倍，配制时不能完全溶解。

2）滑石粉等分散剂，应与薄荷油充分研匀，以加速溶解过程。

3）蒸馏水为新沸放冷。

4）该处方用分散法配制，滑石粉不宜过细，以免制出的溶液浑浊。

5）本品还可用增溶-复溶剂法配制，其处方为：薄荷油 20 ml，聚山梨酯 80 20 g，90% 乙醇 600 ml，蒸馏水加至 1000 ml。

（4）质量检查：性状。本品为澄清水溶液，具有薄荷香气。

3. 胃蛋白酶合剂

（1）处方

胃蛋白酶	0.6 g
甘油	6.0 ml
稀盐酸	0.6 ml
蒸馏水	加至 30 ml

（2）制法

方法 1：取稀盐酸与处方量约 2/3 的蒸馏水混合后，将胃蛋白酶撒在液面使膨胀溶解，必要时轻加搅拌，加甘油混匀，并加适量水至全量，即得。

方法 2：取胃蛋白酶加稀盐酸研磨，加蒸馏水溶解后加入甘油，再加水至全量混匀，即得。

（3）注意事项

1）胃蛋白酶极易吸潮，称取操作宜迅速。

2）甘油可以起保湿、增稠和润滑作用。在 pH 5～7 时黏度最高，当 pH<5 或>10 时黏度迅速下降，一般选 pH 为 6～8。

3）强力搅拌及用棉花、滤纸过滤，对其稳定性均有影响，故宜注意操作，其活性通过实验可做比较。

4）胃蛋白酶的消化活力应为 1:3000，若用其他规格则用量应按规定折算。

（4）质量检查：比较两种操作的合剂质量，可用活力试验考察。

四、实验结果与讨论

1. 记录所制备的各种液体药剂的性状，并对所制备的制剂进行评价。

2. 分析所制备的各种液体制剂处方中各组分的作用，以及各种液体制剂的制备方法有哪些？

五、思考题

1. 碘化钾在复方碘溶液制备中有什么作用？

2. 复方碘溶液中碘有刺激性，口服时宜做何处理？

3. 制备薄荷水时加入滑石粉的作用是什么？还可以选用哪些具有类似作用的物质？欲制得澄明液体的操作关键是什么？

4. 简述影响胃蛋白酶活力的因素及预防措施。

实验二　混悬剂的制备及评价

一、实验目的

1. 掌握混悬剂的常规制备方法。

2. 熟悉混悬剂的质量评定方法。

3. 掌握混悬剂的稳定化原理和方法。

二、实验原理

混悬剂（suspension）是指难溶性固体药物以微粒（>0.5 μm）状态分散在液体介质中形成的非均相分散体系。

混悬剂应具备的要求有：药物本身的化学性质应稳定，在使用或储存期间含量应符合要求；微粒沉降速度应缓慢，且沉降后不应有结块现象，轻摇后应迅速均匀分散；液体的黏度和粒子大小均应符合要求，易于倾倒且分剂量准确；外用混悬剂应便于涂布，且不易被擦掉或流失。

混悬剂属于热力学不稳定体系，其物理不稳定性的主要表现为微粒的沉降。根据 Stokes 定律 $V = \dfrac{2r^2(\rho_1 - \rho_2)g}{9\eta}$，可通过增加分散介质黏度 η、减小微粒半径 r 及减小微粒与液体介质的密度差 $(\rho_1 - \rho_2)$ 等方法降低混悬剂中微粒的沉降速度，达到提高混悬剂稳定性的目的。具体方法：在制备混悬剂时先将药物粉碎以降低粒径，或在处方中加入助悬剂以增加介质黏度等。

混悬剂体系处于不稳定状态，其微粒分散度大，表面自由能较大。依据公式 $\Delta F = \delta_{SL} \cdot \Delta A$ 可知，微粒总表面自由能的变化 ΔF 取决于微粒固液界面张力 δ_{SL} 及微粒总表面积的变化 ΔA。因此：①在体系中添加表面活性剂可通过降低微粒固液界面间的张力 δ_{SL} 来降低微粒表面自由能，从而提高稳定性；②加入适量絮凝剂，可使微粒 ζ 电位降低至一定程度（20~25 mV），微粒发生轻微的絮凝，主动减小总表面积产生 ΔA，从而降低表面自由能 ΔF 形成的疏松聚集体，在振摇时更易分散；③有时还可以加入适量的反絮凝剂，通过增大微粒的 ζ 电位增大电荷斥力，从而减少微粒的聚集，增加混悬剂流动性，使其易于倾倒，便于分装和使用。

混悬剂标签上应注明"用前摇匀"。混悬剂的质量检查要求为摇匀后分散均匀，若放置后有沉淀物，经振摇应易分散，除装量及微生物限度等检查外，还应测定沉降体积比，要求沉降体积比不低于0.90。为了安全起见，剧毒药不宜制成混悬剂。

三、实验内容

（一）实验材料与仪器

1. 实验材料 硫酸钡、炉甘石、氧化锌、硫酸锌、升华硫、樟脑、羟丙基甲基纤维素（HPMC E5），羧甲基纤维素钠（CMC-Na）、聚乙二醇200（PEG 200）、三氯化铝、柠檬酸三钠、甘油、聚山梨酯80等。

2. 实验仪器 天平、研钵、容量瓶、量筒、烧杯、筛网（100目）、25 ml纳氏比色管、试管等。

（二）实验部分

1. 药物的亲水性/疏水性观察 取试管加少量蒸馏水，分别加入少量氧化锌、硫酸钡、硫黄、炉甘石、樟脑等粉末，轻轻振摇，观察粉末与水接触时的变化。分辨哪些化合物具有亲水性，哪些具有亲油性。然后向试管中加入1~2滴聚山梨酯80，轻轻振摇，观察发生的现象。

2. 不同处方炉甘石洗剂的制备及其稳定性的比较

（1）处方（表 2-1）

表 2-1 炉甘石洗剂处方

	处方号							
	1	2	3	4	5	6	7	8
炉甘石（g）	2	2	2	2	2	2	2	2
氧化锌（g）	2	2	2	2	2	2	2	2
甘油（g）	2.5	2.5	2.5	2.5	2.5	2.5	2.5	2.5
HPMC E5（g）	0.15	0.15	–	–	–	–	–	–
CMC-Na（g）	–	–	0.05	0.05	–	–	–	–
聚乙二醇 200（g）	–	–	–	2.5	2.5	–	–	–
三氯化铝（g）	–	–	–	–	–	0.05	–	–
柠檬酸三钠（g）	–	0.15	–	–	–	–	0.15	–
加蒸馏水至（ml）	25	25	25	25	25	25	25	25

（2）制法

1）配制稳定剂溶液

①称取 CMC-Na 0.05 g，加 15 ml 蒸馏水，加热至 50～60℃溶解。

②聚乙二醇 200 配制成 25% 的水溶液，取用 10 ml。

③三氯化铝配制成 0.5% 的水溶液，取用 10 ml。

④柠檬酸三钠配制成 1.5% 的水溶液，取用 10 ml。

⑤HPMC E5 配制成 3.0% 的水溶液，柠檬酸三钠配制成 3.0% 的水溶液，各取用 5 ml 混匀，备用。

2）炉甘石洗剂制备：称取过 100 目筛的炉甘石、氧化锌粉末于研钵中，根据表 2-1 加入对应的稳定剂溶液或等体积的蒸馏水研成糊状，加甘油研匀，少量多次转移至纳氏比色管中，加水至刻度定容，即得 1～8 号洗剂，其中 8 号处方未加稳定剂，作为对照。

（3）注意事项

1）8 个处方应注意平行操作，如选用粗细均匀的比色管，研磨的时间和力度应尽量保持一致。

2）翻转比色管时尽量避免产生泡沫。

3）往研钵中加入稳定剂时应缓慢加入，防止溅出液体。

（4）质量检查

1）沉降体积比 F：将上述制得的混悬剂置于纳氏比色管内，180° 上下翻转至完全分散，测定沉降前初始高度 H_0，随后静置 10～120 min，记录各个时间的沉降高度 H，计算沉降体积比 $F = H/H_0$。

2）放置 120 min 后，倒置翻转比色管（±180° 为 1 次），记录使管底沉降物分散完全的翻转次数。

3）助悬剂用量对混悬剂稳定性的影响：在处方 1 的基础上，改变 CMC-Na 用量分别为 0.05 g、0.1 g、0.2 g、0.3 g 制备混悬剂，记录沉降体积比和翻转次数，比较助悬剂用量对混悬剂稳定性的影响。

4）比较不同浓度三氯化铝的絮凝作用：配制 0.5% 的三氯化铝溶液，分别取 1.5 ml、2.5 ml、5.0 ml、10.0 ml 按处方 3 制备混悬剂。混悬剂静置 120 min 后，测定其沉降体积比，并按公式 $\beta = F/F_\infty$ 计算絮凝度（β）。其中 F 为加有三氯化铝的混悬剂的沉降体积比，F_∞ 为未加三氯化铝混悬剂的沉降体积比。

3. 复方硫黄洗剂

（1）处方

升华硫	1.5 g
硫酸锌	1.5 g
樟脑酊	12.5 ml
甘油	5.0 ml
聚山梨酯 80	0.2 ml
蒸馏水	加至 100 ml

（2）制法：取升华硫置研钵中，加入聚山梨酯 80、甘油充分研磨，缓缓加入硫酸锌溶液（将硫酸锌溶于 12.5 ml 水中，过滤），充分混匀。缓缓加入樟脑酊，边加边搅拌，最后加入适量蒸馏水至 100 ml，研匀。

（3）注意事项

1）硫黄为强疏水性药物，应先加入聚山梨酯 80、甘油充分湿润研磨，再与其他药物混匀。

2）加入樟脑酊时，应以细流缓慢加入水中并不断搅拌，避免因溶媒改变而析出颗粒的樟脑结晶。

（4）质量检查：观察混悬剂的外观与沉降物状态，记录结果。

四、实验结果与讨论

1. 药物亲水性与疏水性的观察（表 2-2）

表 2-2 药物的亲水性/疏水性观察结果

药物	现象	亲水/疏水	加聚山梨酯 80 振摇后
氧化锌			
硫酸钡			
硫黄			
炉甘石			
樟脑酊			

2. 不同处方炉甘石洗剂稳定性的比较

以沉降体积比 F 为纵坐标，沉降时间 t 为横坐标，分别绘制 8 个处方的沉降曲线，比较 8 个处方的稳定性（表 2-3）。

表 2-3 炉甘石洗剂沉降体积比和翻转次数

时间 (min)	处方 1		处方 2		处方 3		处方 4		处方 5		处方 6		处方 7		处方 8	
	H (cm)	F (%)	H (cm)	F (%)	H (cm)	F (%)	H (cm)	F (%)	H (cm)	F (%)	H (cm)	F (%)	H (cm)	F (%)	H (cm)	F (%)
0																
10																
20																
30																
60																
120																
翻转次数																

3. 助悬剂用量对混悬剂稳定性的影响（表 2-4）

表 2-4 含不同量助悬剂炉甘石洗剂的沉降体积比和翻转次数

时间（min）	CMC-Na 的用量（g）							
	0.05		0.10		0.20		0.30	
	H（cm）	F（%）	H（cm）	F（%）	H（cm）	F（%）	H（cm）	F（%）
0								
30								
60								
120								
翻转次数								

4. 不同浓度三氯化铝溶液的絮凝作用（表 2-5）

表 2-5 不同浓度三氯化铝对炉甘石洗剂絮凝度的影响

序号	三氯化铝体积（ml）	沉降体积比 F（%）	絮凝度 β
1	0		
2	1.5		
3	2.5		
4	5.0		
5	10.0		

五、思考题

1. 实验中三氯化铝作絮凝剂，其与反絮凝剂有哪些区别？

2. 请解释水溶性、水不溶性、亲水性与疏水性四个概念，它们有哪些区别与联系？

3. 如何提高混悬剂稳定性？以市售混悬剂举例，找出其稳定剂，说明稳定机制。

4. 制备亲水性和疏水性药物混悬剂有哪些区别？

5. 炉甘石洗剂和复方硫黄洗剂在制备方法上有哪些不同？

实验三 乳剂的制备及评价

一、实验目的

1. 掌握乳剂的一般制备方法。

2. 掌握乳剂的类型及其形成的关键因素。

3. 熟悉乳剂的质量检查方法。

4. 了解乳化油相所需乳化剂的亲水亲油平衡值（HLB 值）的确定方法。

二、实验原理

乳剂（emulsion）是由两种不相溶的液体混合而成的，其中一种液体以细小的液滴形式均匀地分散在另一种液体中，构成的非均匀的液体制剂，是一种热力学不稳定的系统。

乳剂由水相（W）、油相（O）和乳化剂三部分组成。根据乳剂的结构不同，可以分为简单乳和复合乳两种；根据分散相的性质不同，可以分为水包油（O/W）型和油包水（W/O）型两种；根据液滴的大小不同，乳剂还可以分为普通乳、亚微乳和纳米乳三种。乳剂的类型主要由乳化剂的种类和两相的体积比决定，通常用稀释法或染色法来鉴别。

乳剂是由两种不相溶的液体组成的分散体系，其中一种液体以液滴的形式分散在另一种液体中。乳剂的液滴分散度越高，总表面积越大，表面自由能也就越高。根据 $\Delta F = \delta_{LL} \times \Delta A$，液滴会自发地聚合成更大的液滴，以减少总表面积，降低体系的自由能。因此，乳剂的形成需要在机械力的作用下，将机械能转化为表面能，同时添加乳化剂来显著降低油-水界面的张力，并在液滴周围形成稳定的乳化膜，阻止液滴的聚合。常用的乳化剂有以下几类。①表面活性剂类乳化剂：如脱水山梨醇脂肪酸酯（司盘）和聚氧乙烯脱水山梨醇脂肪酸酯（吐温），它们能够降低油-水界面的张力，增加液滴的稳定性。②亲水高分子乳化剂：如阿拉伯胶和西黄蓍胶，它们能够在液滴表面形成厚重的保护层，提高液滴的黏度和抗聚集能力。③固体微粒乳化剂：如二氧化硅和氢氧化钙，它们能够在液滴表面吸附，形成刚性乳化膜，防止液滴的变形和破裂；辅助乳化剂，如长链脂肪醇，它们能够协助其他乳化剂的作用，增强乳化效果。

表面活性剂的亲水性或亲脂性是由亲水亲油平衡值（HLB 值）来衡量的。HLB 值越高，表面活性剂越亲水，越适合乳化水相；HLB 值越低，表面活性剂越亲油，越适合乳化油相。非离子表面活性剂的 HLB 值具有加和性，可按式（2-1）计算。其中，W_A、W_B 表示表面活性剂 A 和 B 的质量；HLB_A、HLB_B 表示表面活性剂 A 和 B 的 HLB 值；HLB_{AB} 表示混合表面活性剂的 HLB 值。使用适宜 HLB 值的乳化剂所制得的乳剂是稳定的。在实际应用中，单一乳化剂难以符合精准 HLB 值的要求，根据表面活性剂 HLB 值的加和性，使用复合乳化剂相比于单一乳化剂乳化效果更好。通常，乳化油相所需乳化剂的最适 HLB 值可通过实验筛选获得，即配制不同 HLB 值的复合乳化剂，制得系列乳剂并比较它们的稳定性。能形成理化性质适宜、稳定性良好的乳液的复合乳化剂，其 HLB 值称为油相的最适 HLB 值。

$$HLB_{AB} = \frac{HLB_A \times W_A + HLB_B \times W_B}{W_A + W_B} \tag{2-1}$$

乳剂的制备方法有干胶法、湿胶法、新生皂法和机械法等。制备工艺流程如图 2-1～图 2-4 所示。

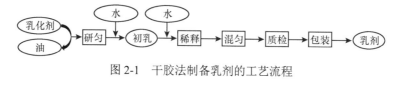

图 2-1　干胶法制备乳剂的工艺流程

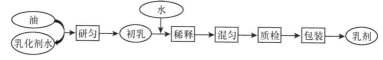

图 2-2　湿胶法制备乳剂的工艺流程

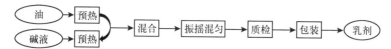

图 2-3　新生皂法制备乳剂的工艺流程

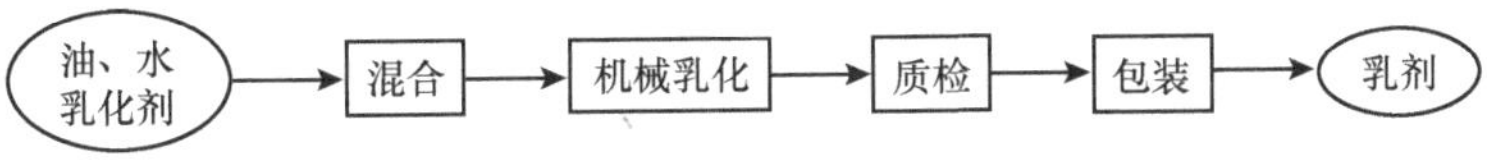

图 2-4 机械法制备乳剂的工艺流程

三、实验内容

（一）实验材料与仪器

1. 实验材料 姜黄素、油酸、中链甘油三酯、花生油、豆油、鱼肝油、豆磷脂、阿拉伯胶、西黄蓍胶、聚山梨酯 80、司盘 80、氢氧化钙、无水乙醇、亚甲蓝染料、苏丹-Ⅳ染料、蒸馏水等。

2. 实验仪器 高速分散均质机、离心机、天平、紫外-可见分光光度计、恒温水浴箱、显微镜、研钵、烧杯、量筒、具塞试管、玻棒、50 ml 容量瓶、25 ml 容量瓶、10 ml 离心管等。

（二）实验部分

1. 干胶法制备乳剂

（1）处方

处方①：阿拉伯胶为乳剂。

花生油	11.8 g
阿拉伯胶	3.1 g
西黄蓍胶	0.4 g
蒸馏水	10 ml
蒸馏水	加至 50 ml

处方②：聚山梨酯为乳化剂。

豆油	3 ml
聚山梨酯 80	1.5 ml
蒸馏水	3 ml
蒸馏水	加至 25 ml

处方③：鱼肝油乳剂。

鱼肝油	13 ml
阿拉伯胶	3.25 g
西黄蓍胶	0.4 g
蒸馏水	加至 25 ml

（2）制法

处方①：

1）称取花生油、阿拉伯胶及西黄蓍胶加入研钵中研磨均匀，一次性加入蒸馏水 10 ml，快速用力向同一方向研磨，当听到轻微"噼啵"声，提示初乳形成，得外观为白色或类白色黏稠状液体。

2）用蒸馏水将初乳分次洗涤转移至量筒，加水至 50 ml，混匀，即得。

处方②：

将豆油与聚山梨酯 80 共置于研钵，研匀，加入 3 ml 水迅速用力沿同一方向研成初乳，加水至 25 ml，搅匀，即得。

处方③：

1）西黄蓍胶浆制备：取西黄蓍胶至干燥具塞试管，加 1 ml 乙醇，振摇分散，加入蒸馏水 5 ml，强力摇匀，即得。

2）取鱼肝油与阿拉伯胶置于研钵，研匀，加入蒸馏水 6.5 ml，研成初乳，加入西黄蓍胶浆研匀，加蒸馏水至 25 ml，即得。

（3）注意事项

1）制备初乳的研钵应保持干燥，研钵和研棒表面粗糙有利于初乳形成。

2）初乳的形成是干胶法制备乳剂的关键，研磨时宜快速用力均匀。

3）制备初乳时，水的比例较低或加水速度过慢均易形成 W/O 型初乳，此时加水稀释难以转变为 O/W 型；若水的比例过高，会导致水相黏度低，对油的分散能力低，制得的初乳大多不稳定或容易破裂。

2. 湿胶法制备姜黄素乳剂

（1）处方

处方①：

姜黄素	5 mg
油酸	2.5 g
聚山梨酯 80	4 g
花生油	3 g
蒸馏水	10 ml
蒸馏水	加至 50 ml

处方②：

姜黄素	50 mg
聚山梨酯 80	3.6 g
中链甘油三酯	3 g
无水乙醇	3 ml
蒸馏水	5 ml
蒸馏水	加至 50 ml

（2）制法

处方①：将姜黄素溶于油酸中，加入花生油搅拌均匀，得到黄色澄清的油相。称取聚山梨酯 80 溶解于 20 ml 水中得到水相，快速研磨下将油相缓慢滴加至水相中，研磨均匀，得初乳。将初乳转移到容量瓶中，加水定容至 50 ml，摇匀即得。

处方②：将姜黄素溶于无水乙醇中，加入 5 ml 水，80℃水浴加热。将聚山梨酯 80 和中链甘油三酯搅拌均匀，80℃水浴加热。搅拌下将油相加入至水相中得到初乳。将初乳转移到容量瓶中，加水定容至 50 ml，摇匀即得。

3. 新生皂法制备石灰搽剂

（1）处方

氢氧化钙	10 ml
花生油	10 ml
共 制 成	20 ml

（2）制法：取氢氧化钙饱和水溶液与花生油共置于具塞试管中，用力振摇至形成乳剂，即得。

4. 机械分散法制备乳剂

（1）处方

处方①：以豆磷脂为乳化剂。

豆油	22 ml
豆磷脂溶液	50 ml
蒸馏水	加至 200 ml

处方②：以聚山梨酯 80 为乳化剂

豆油	22 ml
聚山梨酯 80	5 ml
蒸馏水	加至 200 ml

（2）制法

处方①：

1）豆磷脂溶液制备：取豆磷脂 2.2 g，加甘油 3.6 ml 研匀，加少量水研磨，最后加水至 50 ml。

2）取豆油、豆磷脂溶液和蒸馏水共置于组织捣碎机中，低速 1 min，停机 1 min，高速 1 min，匀化，即得。

处方②：取聚山梨酯 80，加适量蒸馏水搅匀，置于组织捣碎机中，再加入豆油及剩余蒸馏水，低速 1 min，停机 1 min，高速 1 min 匀化，即得。

5. 对比手工法与机械法制备姜黄素乳剂

（1）处方：同 2（1）处方①。

（2）制法

1）手工法：将姜黄素溶于油酸中，加入花生油搅拌均匀，得到黄色澄清的油相。称取聚山梨酯 80 溶解于 20 ml 水中得到水相，快速研磨下将油相缓慢滴加至水相中，研磨均匀，得初乳。将初乳转移到容量瓶中，加水定容至 50 ml，摇匀即得。

2）机械法：取姜黄素和油酸搅拌均匀，然后加入花生油、聚山梨酯 80 和 40 ml 水，调节高速分散均质机转速为 1200～1800 r/min，均质化 1 min，停机 30 s，再均质化 1 min，转移到容量瓶中，用水定容至 50 ml，摇匀即得。

（3）注意事项

1）姜黄素溶于油相时需充分搅拌使其完全溶解。

2）机械法制备乳剂无须考虑组分的加入顺序，而是借助强大的机械力将机械能转变成表面能形成乳剂。

3）机械法制备乳剂时，高速分散均质机的分散头要完全没入高速混合的被分散液体中，分散头底端需离容器底部至少 0.5 cm。

6. 花生油所需 HLB 值的测定

（1）处方

花生油	10 ml
混合乳化剂	1 g
蒸馏水加至	20 ml

（2）实验步骤

1）称取一定质量的司盘 80、聚山梨酯 80 配制成 6 种混合乳化剂，使其 HLB 值分别为 4.3、6.0、8.0、10.0、12.0 和 14.0。将两种表面活性剂的用量记录在表 2-6 中。

表 2-6　复合乳化剂组成

| | 编号 | | | | | |
	1	2	3	4	5	6
混合乳化剂 HLB 值	4.3	6.0	8.0	10.0	12.0	14.0
司盘 80（g）						
聚山梨酯 80（g）						

2）取 6 支具塞刻度试管，加入花生油 10 ml，分别加入不同 HLB 值的混合乳化剂各 1 g，加水至 20 ml，用力振摇 2 min，即形成乳剂。记录乳剂初始高度 H_0。记录放置 0 min、5 min、10 min、30 min 和 60 min 后各乳剂的分层情况，记录乳剂的液体最终高度 H，计算沉降体积比（F）：$F = H/H_0$。

（3）注意事项：振摇试管时，须保证振摇强度和频率一致，并且准确控制振摇时间。

四、实验结果与讨论

1. 乳剂类型的鉴别（表 2-7）

（1）稀释法：取乳剂少许，加水稀释，如能稀释成稳定的乳剂则为 O/W 型，否则为 W/O 型。

（2）染色法：取乳剂少量涂于载玻片上，滴加油溶性染料苏丹-Ⅳ（浓度约 0.4 g/ml）以及水溶性染料亚甲蓝（浓度约 0.4 g/ml）分别染色，用玻棒搅匀，加盖玻片，在显微镜下观察。能被苏丹-Ⅳ均匀分散的乳剂为 W/O 型乳剂，易被亚甲蓝均匀分散的为 O/W 型。

表 2-7　乳剂类型的鉴别

乳化剂	阿拉伯胶	聚山梨酯 80
颜色		
稀释法		
染色		
滤纸上的扩散速度		
乳剂类型		

2. 乳剂粒径的测定　在配有测微尺的显微镜下观察各个处方的最大粒径和最多粒径（表 2-8）。

表 2-8　乳剂粒径观察

实验处方号	最大粒径（μm）	最多粒径（μm）
处方 1（干胶法）		
处方 2（聚山梨酯 80/油酸）		
处方 3（聚山梨酯 80/无水乙醇）		
处方 4（聚山梨酯 80 手工法）		
处方 5（聚山梨酯 80 机械法）		

3. 稳定性参数的测定　分别取乳剂 4 ml 置 10 ml 离心管中，在 3000 r/min 下离心 10 min。自离心管底部吸取 50 μl 于 25 ml 容量瓶，加水稀释至刻度，摇匀。以蒸馏水为空白对照，在 550 nm 处吸光度，记为 A_s。同法吸取新鲜制备的、未离心乳剂样品 50 μl，稀释后测定 550 nm 处的吸光度，记为 A_0。计算乳剂的稳定性参数 K_E：

$$K_E = \frac{A_0 - A_s}{A_0} \times 100\% \tag{2-2}$$

K_E 绝对值越小，乳剂越稳定（表 2-9，表 2-10）。

表 2-9　不同助表面活性剂制备乳剂的稳定性参数

吸光度（$\lambda_{550\ nm}$）	油酸	无水乙醇
离心前（A_0）		
离心后（A_s）		
稳定性参数（K_E）		

表 2-10　不同方法制备乳剂的稳定性参数

吸光度（$\lambda_{550\ nm}$）	手工法	机械法
离心前（A_0）		
离心后（A_s）		
稳定性参数（K_E）		

4. 花生油乳化所需 HLB 值的测定　用 6 支具塞刻度试管加入花生油和乳剂振摇后放置不同时间，观察并记录各处方乳剂分层前后的高度（H 和 H_0），计算沉降体积比 F（H/H_0）（表 2-11）。

表 2-11　花生油乳化所需 HLB 值测定结果

放置时间（min）	乳化剂 HLB 值											
	4.3		6.0		8.0		10.0		12.0		14.0	
	H (cm)	F (%)	H (cm)	F (%)	H (cm)	F (%)	H (cm)	F (%)	H (cm)	F (%)	H (cm)	F (%)
0												
5												
10												
30												
60												

花生油乳化所需 HLB 值为＿＿＿＿，所制得的乳剂的类型为＿＿＿＿

五、思考题

1. 影响乳剂类型的主要因素有哪些？

2. 影响乳剂稳定性的主要因素有哪些？

3. 简述干胶法与湿胶法制备初乳的操作要点。

4. 筛选乳化油相所需乳化剂的 HLB 值有何意义？

5. 试分析不同助表面活性剂影响乳剂形成的原理。

实验四　注射液的制备及评价

一、实验目的

1. 掌握注射剂的制备工艺过程及其操作要点。

2. 通过实验建立无菌概念，掌握无菌与灭菌制剂生产工艺中的关键操作。

3. 熟悉注射剂的常规质量要求和质量检查方法。

4. 了解影响注射剂质量的因素。

二、实验原理

注射剂，俗称针剂，是指将药物与适宜的溶剂或分散介质制成的专供注入体内的一种制剂，可分为灭菌或无菌溶液、乳浊液、混悬液及临用前配制或稀释成溶液或混悬液的无菌粉末或浓溶液等类型。注射剂的给药途径包括皮内注射、皮下注射、静脉注射、肌内注射、脊椎腔注射和穴位注射等。

注射剂起效迅速，剂量准确，特别是常用于危重患者急救的静脉滴注用输液。因为注射剂直接注入体内且吸收快，所以对处方所用原辅料、生产过程和质量控制都应严格要求。注射剂所用溶媒必须安全无害，并与其他药用成分兼容性良好，不得影响主药成分的疗效和质量。溶媒一般分为水性溶剂和非水性溶剂。水性溶剂中注射用水最常用，也可用 0.9% 氯化钠溶液或其他适宜的水溶液；非水性溶剂中注射用大豆油最常用，亦可用乙醇、丙二醇和聚乙二醇等。注射剂常用的附加剂有渗透压调节剂、pH 调节剂、增溶剂、助溶剂、抗氧剂、抑菌剂、乳化剂、助悬剂等。所用附加剂应不影响药物疗效，不对检验产生干扰，使用浓度不得引起毒性或明显的刺激性。为保证剂量准确，经过实验，可适当增加生产过程中易降解的原料药的投料量。对于主药易氧化的注射液，配液和灌注时可通入惰性气体。

注射剂在生产、储存与使用过程中均应符合下列各项有关质量要求。①无菌：注射剂内不应含有任何活的微生物，必须符合《中国药典》无菌检查的要求；②无热原：注射剂不得含有热原；③澄明度：除特殊规定外，注射剂必须完全澄明，不得含有可见的异物或混悬物；④安全性：注射剂必须对组织无刺激性、无溶血、无毒性反应等，确保安全用药；⑤等渗：用量大、供静脉注射的注射剂应具有与血浆相同或接近的渗透压；⑥ pH：注射剂应具有与血浆相等或相近的 pH；⑦稳定性：注射剂必须具有必要的物理稳定性、化学稳定性和生物学稳定性，保证产品在储存期间安全、有效。

注射液配液方法有浓配法和稀配法两种。经初滤、精滤、质检合格后，注射液应立即灌封。灌注时药液不能黏附在安瓿颈壁上，以免熔封时出现焦头，且应按《中国药典》规定增加附加量，以保证注射用量不少于标示量。注射剂灌封后应立即灭菌，常用灭菌方法有流通蒸汽灭菌法、煮沸灭菌法和热压灭菌法。注射剂的制备工艺要合理，应根据待灭菌的药物及其制剂的稳定性、制剂的规格、灌装容量等因素选择正确的灭菌方法。

注射剂的制备工艺流程如图 2-5 所示。

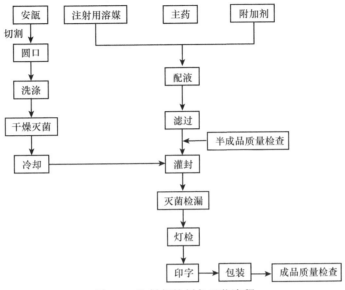

图 2-5　注射剂的制备工艺流程

三、实验内容

（一）实验材料与仪器

1. 实验材料　维生素 C、碳酸氢钠、焦亚硫酸钠、EDTA-2Na、黄芩苷提取物细粉、葡萄糖、针用活性炭、亚甲蓝、注射用水、氢氧化钠、二氧化碳等。

2. 实验仪器　电子天平、pH 计、真空泵、布氏漏斗、微孔滤膜过滤器、液体定量分装机、熔封机、澄明度检测仪等。

（二）实验部分

1. 维生素 C 注射液的制备

（1）处方

维生素 C	5.0 g
碳酸氢钠	约 2.4 g
焦亚硫酸钠	0.2 g
EDTA-2Na	0.05 g
注射用水	加至 100 ml

（2）制法

1）空安瓿的处理：空安瓿在使用前先用水冲刷外壁，然后将安瓿中灌满蒸馏水，100℃加热煮沸 30 min，趁热甩水，再用蒸馏水甩洗 2 次，洗净的安瓿倒放烧杯内，120～140℃烘干，备用。

2）注射液的配制：取注射用水加热煮沸，放冷至室温。按处方称取 EDTA-2Na 和焦亚硫酸钠，加入 80 ml 放冷的注射用水使溶解，加入处方量的维生素 C，搅拌溶解。分次缓缓加入碳酸氢钠，并不断搅拌至无气泡产生，使药液 pH 为 5.8～6.2。加入 0.05% 的针用活性炭，室温搅拌 10 min，布氏漏斗过滤除炭，加入注射用水至足量，在 0.22 μm 微孔滤膜过滤器上加压滤过，得到精滤液。

3）灌装与熔封：在无菌室内，用手工灌注器（液体定量分装机）将精滤液灌装于 2 ml 安瓿中，通入二氧化碳于安瓿上部空间，随灌随封。灌装要求装量准确，药液不沾安瓿颈壁，以免熔封时焦头。熔封时可将安瓿颈部置于火焰温度最高处，掌握好安瓿在火焰中停留时间，及时熔封。熔封后的安瓿顶部应圆滑、无尖头或鼓泡等现象。

4）灭菌与检漏：将灌封好的安瓿置于 100℃ 流通蒸汽中灭菌 15 min。灭菌后立即将安瓿放入 1% 亚甲蓝的溶液中检漏，剔除变色安瓿，将合格安瓿外表面用水洗净，擦干，供质量检查。

（3）注意事项

1）维生素 C 在干燥状态下较稳定，但在潮湿状态或溶液中，其分子结构中的烯二醇结构很快被氧化，生成黄色双酮化合物，并迅速进一步氧化、断裂、生成一系列有色的无效物质。溶液的 pH、氧、重金属离子和温度对维生素 C 的氧化均有影响。因此，在注射液处方设计中通常采取以下措施延缓氧化分解：①在配液和灌封中通入惰性气体；②加入抗氧剂；③调节溶液 pH 使其在最稳定 pH 范围；④加入金属离子络合剂，并尽量避免药液与金属器具接触。

2）将碳酸氢钠加至维生素 C 溶液中时应缓慢，以防止产生大量气泡使溶液溢出，同时充分搅拌，以防止局部溶液碱性过强，造成维生素 C 的破坏。

（4）质量检查

1）外观：本品应为无色至微黄色澄明液体。

2）澄明度检查：取供试品，置于澄明度检测仪检查灯下距光源约 20 cm 处，先与黑色背景（检查白色的纤维、毛、白点如玻璃安瓿的脱落物），再与白色背景（检查深色颗粒物如焦炭化物等）对照。手持安瓿颈部，轻轻反复倒转，使药液流动，在与供试品同高的位置并相距 15～20 cm 处，用目检视，不得有可见浑浊与不溶物（如纤维、玻璃屑、白点、白块、色点等）。记录有白点、色点、纤维、玻璃屑及其他异物的安瓿数量。

3）pH 检查：应为 5.0～7.0。

4）装量：取供试品 5 支，开启时注意免损失，将内容物分别用相应体积的干燥注射器及注射针头抽尽，然后缓慢连续地注入经标化的量入式量筒内（量筒的大小应使待测体积至少占其额定体积的 40%），在室温下检视。每支的装量均不得少于其标示量。

2. 黄芩苷注射液的制备

（1）处方

黄芩苷	1 g
葡萄糖	10 g
氢氧化钠	约 0.15 g
注射用水	加至 100 ml

（2）制法

1）注射液的配制：称取处方量的黄芩苷提取物细粉，加适量注射用水溶解，加 10% 氢氧化钠溶液调 pH 至 7.3，使黄芩苷全部溶解，加入处方量的葡萄糖，搅拌溶解，加注射用水至 100 ml 定容。加入 0.2% 的针用活性炭，微沸，稍冷后，用布氏漏斗抽滤，滤过脱炭，自滤器上补足注射用水至 100 ml，最后用 0.22 μm 微孔滤膜于滤器上加压滤过，得到精滤液。

2）灌装与熔封：在无菌室内，用手工灌注器（液体定量分装机）将精滤液灌装于 2 ml 安瓿中，随灌随封。灌装要求装量准确，药液不沾安瓿颈壁，以免熔封时焦头。熔封时可将安瓿颈部置于火焰温度最高处，掌握好安瓿在火焰中停留时间，及时熔封。熔封后的安瓿顶部应圆滑、无尖头或鼓泡等现象。

3）灭菌与检漏：将灌封好的安瓿置于 100℃ 流通蒸汽中灭菌 15 min。灭菌后立即将安瓿放入 1% 亚甲蓝的溶液中检漏，剔除变色安瓿，将合格安瓿外表面用水洗净，擦干，供质量检查。

（3）质量检查

1）外观：本品为黄色澄明液体。

2）澄明度检查：取供试品，置于澄明度检测仪检查灯下距光源约 20 cm 处，先与黑色背景（检查白色的纤维、毛、白点如玻璃安瓿的脱落物），再与白色背景（检查深色颗粒物如焦炭化物等）对照。手持安瓿颈部，轻轻反复倒转，使药液流动，在与供试品同高的位置并相距 15～20 cm 处，用目检视，不得有可见浑浊与不溶物（如纤维、玻璃屑、白点、白块、色点等）。记录有白点、色点、纤维、玻璃屑及其他异物的安瓿数量。

3）pH 检查：应为 5.0～7.0。

4）装量：取供试品 5 支，开启时注意免损失，将内容物分别用相应体积的干燥注射器及注射针头抽尽，然后缓慢连续地注入经标化的量入式量筒内（量筒的大小应使待测体积至少占其额定体积的 40%），在室温下检视。每支的装量均不得少于其标示量。

四、实验结果与讨论

1. 记录实验结果，并对所制注射液进行评价。

（1）维生素 C 注射液的质量检查：记录维生素 C 注射液实验结果，并将外观、pH、装量、可见异物检查结果记入表 2-12～表 2-14。

表 2-12 维生素 C 注射液质量检查结果

检查项目	检查结果
外观	
pH	

表 2-13 维生素 C 注射液装量检查结果

装量体积（ml）			合格数（支）	合格率（%）
瓶 1	瓶 2	瓶 3		

表 2-14 维生素 C 注射液可见异物检查结果

检查总数（支）	不合格数（支）					合格数（支）	合格率（%）
	玻璃屑	纤维	白点	焦头	其他		

（2）黄芩苷注射液的质量检查：记录黄芩苷注射液实验结果，并将外观、pH、装量、可见异物检查结果记入表2-15～表2-17。

表 2-15 黄芩苷注射液质量检查结果

检查项目	检查结果
外观	
pH	

表 2-16 黄芩苷注射液装量检查结果

装量体积（ml）			合格数（支）	合格率（%）
瓶 1	瓶 2	瓶 3		

表 2-17 黄芩苷注射液可见异物检查结果

检查总数（支）	不合格数（支）					合格数（支）	合格率（%）
	玻璃屑	纤维	白点	焦头	其他		

2. 请分别对维生素 C 注射液和黄芩苷注射液进行处方分析，写出处方中各成分的作用，并写出制备过程中各步骤的目的。

五、思考题

1. 影响注射剂质量的因素有哪些？

2. 简述制备注射剂的工艺流程。

3. 配制易氧化药物的注射液应注意哪些问题？

4. 黄芩苷注射液中加入葡萄糖的目的是什么？

实验五 颗粒剂的制备及评价

一、实验目的

1. 掌握颗粒剂的制备方法和工艺流程。

2. 熟悉颗粒剂的质量要求与质量检查方法。

3. 了解影响颗粒剂质量的因素。

二、实验原理

颗粒剂系指将西药粉末或中药提取物与适宜辅料制备成具有一定粒度的干燥颗粒状制剂，主要包括西药颗粒剂和中药颗粒剂。颗粒剂一般可分为可溶性颗粒剂、混悬性颗粒剂、泡腾性颗粒剂和缓释颗粒剂等。

西药颗粒剂的制备一般包括粉碎、混合、制粒、干燥、过筛、整粒与分级等工序，中药颗粒剂的制备主要包括药材的提取、浓缩、制粒、干燥、整粒与分级等工序（图 2-6）。在中药颗粒剂的制备过程中，中药提取液应浓缩成规定相对密度的浸膏，再加入适宜的辅料进行制粒。一般要求辅料量不宜超过浸膏量的 5 倍，中药中所含的挥发油等挥发性成分应单独提取，然后用 95% 乙醇溶解，均匀地喷洒在干燥颗粒上，密闭放置适宜时间后再分装；或用 β-环糊精等制成包合物，也可用适宜囊材制成微囊后再加入。

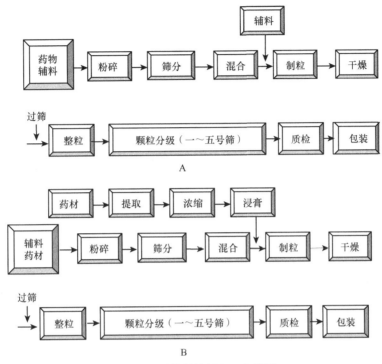

图 2-6　颗粒剂的制备工艺流程

A. 西药颗粒剂；B. 中药颗粒剂

　　在颗粒剂制备过程中，一般应用可溶性辅料来制备可溶性颗粒剂；制备泡腾性颗粒剂时，可用枸橼酸、酒石酸与碳酸氢钠的混合物作为泡腾剂。同时，可通过包衣等手段矫正药物异味，并使颗粒剂具有稳定、肠溶、缓释等特性。

三、实验内容

（一）实验材料与仪器

1. 实验材料　维生素 C、板蓝根、糊精、糖粉、酒石酸、50% 乙醇等。

2. 实验仪器　普通天平、研钵、药筛（100 目）、制粒用筛网（16 目）、酒精计、比重计、塑料袋、分析天平、搪瓷盘、刻度烧杯、电烘箱、红外水分测定仪等。

（二）实验部分

1. 维生素 C 颗粒剂的制备

（1）处方

维生素 C	1.0 g
糊精	10.0 g
糖粉	9.0 g
酒石酸	0.1 g
50% 乙醇（体积分数）	适量

（2）制法：按处方称取相应重量的维生素 C、糊精、糖粉，分别过 100 目药筛，按等量递增配研法将维生素 C 与辅料混匀，然后将酒石酸溶于 50% 乙醇中，一次加入上述混合物中，混匀，制成软材，过 16 目筛制粒，60℃以下干燥，整粒后用塑料袋包装，每袋 2 g，含维生素 C 100 mg。

（3）注意事项

1）维生素 C 用量较小，故混合时应采用等量递增配研法，以保证混合均匀。

2）维生素 C 易氧化分解，尤其与金属（铜、铁）接触时，更易被氧化变色。因此，制粒时间应尽量缩短，应用 50% 乙醇作湿润剂进行制粒，在较低温度下干燥（60℃以下），并应避免与金属器皿接触，加入酒石酸（或用枸橼酸代替）作为金属离子螯合剂。

2. 板蓝根颗粒剂的制备

（1）处方

板蓝根浸膏	20.0 g
糊精	40.0 g

制成颗粒剂

（2）制法：称取板蓝根 140 g，加水煎煮 2 次，第一次 1 h，第二次 0.5 h，合并煎液，滤过，滤液浓缩至相对密度为 1.20（50℃），加入乙醇使含醇量为 60%，静置使之沉淀，取其上清液，回收乙醇并浓缩至适量。取稠膏，加入适量的糊精和甜味剂，制成软材，过 16 目筛制粒，干燥整粒，制成 60 g（无糖型）；或取稠膏，加入适量的蔗糖和糊精，制成颗粒，干燥整粒，制成 100 g（含糖型），即得。

（3）注意事项

1）煎液浓缩时，应先浓缩第二次煎液至一定稠度后，再加入第一次煎液合并浓缩，以尽量减少有效成分的损失。

2）浓缩后的浸膏黏稠性大，与辅料混合时应充分搅拌、捏合，至色泽均匀为止，制粒时用金属筛网更易于制粒。

3. 质量检查

（1）性状：干燥的棕色或深棕色颗粒，粒径应均匀；味甜微苦，或味微苦（无糖型）。

（2）粒度：除另有规定外，取单剂量包装的颗粒剂 5 包（瓶）或多剂量包装的颗粒剂 1 包（瓶），称定重量，置药筛内，保持水平状态过筛，左右往返，边筛动边拍打 3 min。不能通过一号筛（2000 μm）与通过五号筛（180 μm）的颗粒和粉末总和，不得超过供试量的 15%。

（3）溶化性：除另有规定外，取供试品颗粒剂 10 g，加热水 200 ml，搅拌 5 min。可溶性颗粒剂应全部溶化或轻微浑浊，但不得有异物；混悬性颗粒剂应保持混悬均匀，且均不得有焦屑等异物。

（4）装量差异：单剂量包装的颗粒剂应按下述方法检查装量差异，并符合规定，装量差异限度见表 2-18。取供试品 10 袋（瓶），除去包装，分别精密称定每袋（瓶）内容物的重量，求出每袋（瓶）内容物的装量与平均装量。每袋（瓶）装量与平均装量相比较［凡无含量测定的颗粒剂，每袋（瓶）装量应与标示装量比较］，超出装量差异限度的颗粒剂不得多于 2 袋（瓶），并不得有 1 袋（瓶）超出限度的 1 倍。多剂量包装的颗粒剂，按最低装量检查法检查，应符合相关规定。

表 2-18　颗粒剂装量差异限度

平均装量或标示装量	装量差异限度
≤1.0 g	±10%
1.0～1.5 g	±8%
1.5～6.0 g	±7%
>6.0 g	±5%

（5）水分：除另有规定外，按照干燥失重测定法测定，于 105℃干燥至恒重，含糖型颗粒应在 80℃减压干燥，减失重量不得过 2.0%。中药颗粒剂中水分含量不得过 6.0%。本实验精密称取颗粒剂 5.0 g，采用红外水分测定仪测定所制颗粒剂的水分含量。

（6）微生物限度检查：根据《中国药典》附录中"微生物限度检查"项下方法进行检查，应符合相关规定。

四、实验结果与讨论

1. 记录实验结果，并对所制颗粒进行评价。

颗粒剂的质量检查：记录颗粒剂实验结果，并将外观、粒度、溶化性、装量差异、水分、微生物限度等检查结果记入表 2-19。

表 2-19　颗粒剂质量检查结果

检查项目	检查结果
外观	
粒度	
溶化性	
装量差异	
水分	
微生物限度	

2. 请分别对颗粒剂进行处方分析，写出处方中各成分的作用；并写出制备过程中各步骤的目的。

五、思考题

1. 颗粒剂处方中的挥发性药物宜采用的处理方法有哪些？

2. 中药颗粒剂与西药颗粒剂比较，在制备工艺上有哪些不同？

3. 维生素 C 易受氧化分解，请问影响维生素 C 氧化分解的因素有哪些？在制备维生素 C 颗粒剂过程中，应采用哪些措施以避免维生素 C 的氧化分解？

4. 制备维生素 C 颗粒剂过程中，为什么选择用乙醇作为润湿剂来制粒？

实验六　硬胶囊的制备及评价

一、实验目的

1. 掌握硬胶囊剂制备的一般工艺过程。

2. 掌握手工胶囊填充板的使用方法。

3. 熟悉硬胶囊剂的质量检查内容及方法。

二、实验原理

硬胶囊剂（hard capsule）系指采用适宜的制剂技术，将药物（填充辅料）制成粉末、颗粒、小片、小丸、半固体或液体等，填充于空胶囊中制成的固体制剂。硬胶囊剂的特点包括：①掩盖药物的不良嗅味，增加患者的顺应性；②提高药物稳定性，且药物在体内起效快；③实现液态药物的固体化；④可延缓、控制药物的释放或定位释药等特点。根据溶解和释放特性，硬胶囊剂可分为普通胶囊、肠溶胶囊和缓释胶囊。

空胶囊分上、下两节，分别称为囊帽与囊体。根据有无颜色，分为无色透明、有色透明与不透明三种类型；根据锁口类型，分为普通型与锁口型两类；根据容积大小分为 8 种规格，常用的为 0～5 号。胶囊壳的主要材料是明胶，易溶解囊材（药物的水溶液或稀乙醇溶液）、易风化、易吸湿、对胃肠道黏膜刺激性强的药物不宜制成胶囊剂。

硬胶囊剂的辅料包括稀释剂、黏合剂、助流剂、崩解剂等，一般可加入乳糖、微晶纤维素、淀粉、蔗糖、硬脂酸镁、滑石粉、微粉硅胶等改善物料的流动性或避免分层，也可加入稀释剂、黏合剂等辅料制成颗粒后再进行填充。

硬胶囊剂的制备一般分为空胶囊的制备、填充内容物的制备和填充胶囊等工艺过程。硬胶囊剂可根据药物性质和临床需要，应用制剂技术制备不同形式的内容物填充于空心胶囊中：①将原料药物粉碎至适宜粒度就能满足填充要求，即可直接填充；②将原料药物加适宜的辅料如稀释剂、助流剂、崩解剂等制成均匀的粉末、颗粒或小片；③将普通小丸、速释小丸、缓释小丸、控释小丸或肠溶小丸单独填充或混合填充，必要时加入适量空白小丸作填充剂；④将原料药物制成包合物、固体分散体、微囊或微球；⑤药物溶液、混悬液、乳状液等也可采用特制灌装机填充于空胶囊中，但须封口处理。大量生产使用全自动胶囊填充机填充药物，实验室小量制备可用胶囊填充板填充药物。

胶囊剂在生产与储藏期间应符合下列有关规定：①胶囊剂应整洁，不得有黏结、变形、渗漏或囊壳破裂等现象，并应无异臭；②小剂量原料药物应用适宜的稀释剂稀释，并混合均匀；③胶囊剂的微生物限度应符合要求；④根据原料药物和制剂的特性，溶出度、释放度、含量均匀度等应符合要求；⑤除另有规定外，胶囊剂应密封储存，其存放环境温度<25℃，相对湿度<60%，防止受潮、发霉、变质。

除另有规定外，硬胶囊剂应进行装量差异、崩解时限、微生物限度检查，中药硬胶囊剂还应进行水分检查。凡规定检查含量均匀度的胶囊剂，一般不再进行装量差异的检查。凡规定检查溶出度或释放度的胶囊剂，一般不再进行崩解时限的检查。

本实验采用湿法制粒工艺制得药物颗粒，使用手工胶囊填充板填充入空胶囊中制备硬胶囊剂。制得的硬胶囊按《中国药典》2020 年版四部制剂通则中胶囊剂项下的有关规定进行质量检查。

三、实验内容

（一）实验材料与仪器

1. 实验材料 对乙酰氨基酚、乳糖、聚乙烯吡咯烷酮 K30（PVP K30）、纯净水等。

2. 实验仪器 研钵、天平、烧杯、20目筛、80目筛、手工胶囊板、空胶囊、升降式崩解仪等。

（二）实验部分

1. 对乙酰氨基酚硬胶囊剂的制备

（1）处方

对乙酰氨基酚	7.5 g
乳糖	30.0 g
PVP K30（10%）	适量

制成硬胶囊

（2）制法

1）称取适量 PVP K30，溶于纯净水中，制备其 10% 的溶液作为黏合剂。

2）将对乙酰氨基酚研磨成粉末状，过 80 目筛，与处方量乳糖混合均匀。

3）10% PVP K30 为黏合剂，慢慢加入到对乙酰氨基酚及乳糖的混合粉末中制备软材，过 20 目筛制湿颗粒，于 60～70℃烘干；干颗粒过 20 目筛整粒。

4）将整粒后的干颗粒用手工胶囊填充板填充于 2 号空胶囊中。

（3）注意事项

1）湿法制粒时，需注意控制黏合剂的用量，制得软材干、湿度适宜，符合"手握成团，轻压即散"的标准，并通过筛网制得的颗粒完整。

2）胶囊填充时台面保持干净整洁，胶囊板与胶囊壳不得沾水。

（4）质量检查

1）外观：胶囊剂应整洁，不得有黏结、变形、渗漏或囊壳破裂等现象，并应无异臭。

2）装量差异：依据《中国药典》2020 年版四部装量差异检查法检查。除另有规定外，取供试品 20 粒（中药取 10 粒），分别精密称定重量后，倾出内容物（不能损失囊壳），硬胶囊壳用小刷或其他适宜的用具（如棉签等）拭净，再分别精密称定囊壳重量，求出每粒内容物装量与平均装量。每粒装量与平均装量相比较（有标示量的胶囊剂，每粒装量应与标示装量比较），超出装量差异限度的不得多于 2 粒，并不得有 1 粒超出装量差异限度的 1 倍（表 2-20）。凡规定检查含量均匀度的胶囊剂可不进行装量差异检查。

表 2-20 胶囊剂装量差异限度

平均装量或标示装量	装量差异限度
<0.30 g	±10%
≥0.30 g	±7.5%

3）崩解时限：采用升降式崩解仪，依据《中国药典》2020 年版四部崩解时限检查法项下方法检查。取供试品 6 粒，分别置吊篮的玻璃管中，加入挡板，启动崩解仪进行检查，30 min 内应全部崩解并通过筛网（囊壳碎片除外），如有 1 粒不能全部通过，应另取 6 粒复试，均应符合规定。对于肠溶胶囊，参照对应的标准进行。凡规定检查溶出度或释放度的胶囊剂，可不进行崩解时限检查。

（5）附注

1）临床作用：对乙酰氨基酚为非甾体抗炎药，可抑制前列腺素合成，具有解热镇痛作用。可用于缓解普通感冒或流行性感冒引起的高热及轻至中度疼痛症，如头痛、关节痛、偏头痛、牙痛、肌肉痛、神经痛等。

2）手工胶囊板充填方法

①传统手工胶囊板：传统胶囊板采用有机玻璃制成，板分上、下两层，上层有数百孔洞。先将囊体插入胶囊板孔洞中，调节上、下层距离，使胶囊口与板面相平。将颗粒铺于板面，轻轻振动胶囊板，使颗粒填充均匀。填满每个胶囊体后，将板面多余颗粒扫除，顶起囊体，套合囊帽，取出胶囊，即得。

②新型手工胶囊板：新型胶囊板采用有机玻璃或聚碳酸酯（PC）、聚氯乙烯（PVC）、聚丙烯（PP）、丙烯腈/丁二烯/苯乙烯共聚物（ABS）等材质制成，由胶囊导向排列盘1块、帽板1块、体板1块、中间板1块、刮粉板1块组成。

四、实验结果与讨论

1. 记录实验结果，并对所制硬胶囊剂进行评价。

对乙酰氨基酚硬胶囊剂的质量检查：记录对乙酰氨基酚硬胶囊剂实验结果，并将外观、装量、崩解时限结果分别记入表 2-21，表 2-22。

表 2-21　对乙酰氨基酚硬胶囊剂外观、崩解时间检查结果

编号	外观	编号	崩解时间（min）
1		1	
2		2	
3		3	
4		4	
5		5	
6		6	
平均		平均	
质量评价：		质量评价：	

表 2-22　对乙酰氨基酚硬胶囊剂装量差异检查结果

编号	胶囊重量（g）	囊壳重量（g）	内容物装量（g）	编号	胶囊重量（g）	囊壳重量（g）	内容物装量（g）	结果
1				9				平均装量：
2				10				
3				11				
4				12				
5				13				质量评价：
6				14				
7				15				
8				16				

续表

编号	胶囊重量(g)	囊壳重量(g)	内容物装量(g)	编号	胶囊重量(g)	囊壳重量(g)	内容物装量(g)	结果
17				19				
18				20				

2. 请对对乙酰氨基酚硬胶囊剂进行处方分析，写出处方中各组分的作用；并写出制备过程及制备中各单元操作的目的及意义。

五、思考题

1. 胶囊剂分为几类？硬胶囊和软胶囊的概念分别是什么？

2. 胶囊剂的主要特点有哪些？哪些药物不宜制成胶囊剂？

3. 根据本实验结果分析产生硬胶囊剂装量差异的原因。

实验七　片剂的制备及评价

一、实验目的

1. 掌握湿法制粒压片法的制备工艺。

2. 掌握片剂的质量检测方法。

3. 熟悉片剂的常用辅料与用量；熟悉单冲压片机的结构及使用方法，能正确使用单冲压片机。

二、实验原理

（一）片剂的定义

片剂系指将药物与适宜的辅料均匀混合后压制而成的片状固体制剂，其外观有圆形的，也有异形的，如椭圆形、三角形、菱形等。片剂是临床应用最广泛的剂型之一，具有剂量准确、质量稳定、服用方便、成本低等优点。

（二）片剂的制备方法

片剂的制备方法主要有湿法制粒压片法、干法制粒压片法和直接压片法，本实验要求掌握的是湿法制粒压片法。

湿法制粒压片的一般工艺见图2-7。

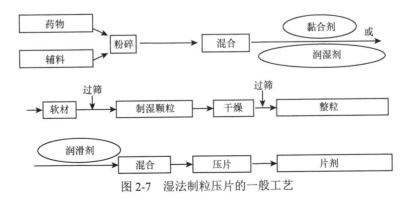

图2-7　湿法制粒压片的一般工艺

整个流程中各工序都直接影响片剂的质量。主药和辅料首先必须符合规格要求，特别是主药为难溶性药物时，必须有足够的细度，以保证主药与辅料混匀及溶出度符合要求。药物的粉末细度一般要求在 80～100 目以下。主药与辅料是否充分混匀与操作方法也有关，若药物量小，与辅料量相差悬殊时，用等量递加法（配研法）混合，一般可混合得较均匀，但其含量波动仍然较大；而用溶剂分散法，即将量小的药物先溶于适宜的溶剂中，再与其他成分混合，往往可以混合得很均匀，含量波动很小。

在制粒过程中，软材的制备是关键。制软材时要控制黏合剂或润湿剂的用量，使之"握之成团，轻压即散"，且握后掌上不沾粉为度。将软材通过筛网制得的颗粒一般要求较完整，可有一部分小颗粒。如果颗粒中含细粉过多，说明黏合剂用量太少；若呈现条状，则说明黏合剂用量太多，这两种情况制出的颗粒烘干后，往往出现颗粒太松或太硬的现象，都不能符合压片的颗粒要求，从而不能制好片剂。

制粒时颗粒大小由筛网孔径来控制。根据片剂的重量要求，选择合适的筛网目数，可以控制颗粒的大小。一般来说，大片（0.3～0.5 g）选用较粗的筛网目数（14～16 目），而小片（0.3 g 以下）则选用较细的筛网目数（18～20 目）。

制好的湿颗粒应尽快干燥，干燥温度一般控制在 40～60℃。注意颗粒不要铺得太厚，以免干燥时间过长，药物成分的热分解或变性。干燥后的颗粒常粘连结团，需再进行过筛整粒，整粒筛目孔径与制粒时相同或略小，整粒后加入润滑剂和需外加法加入的崩解剂混合均匀，计算片重后压片。

片重的计算：主要以测定颗粒的药物含量计算片重。

$$片重 = \frac{每片药物标示量}{所制干颗粒中药物的百分含量} \tag{2-3}$$

（三）片剂的质量评价

1. 外观　无斑点、光洁美观。

2. 硬度和抗张强度　用硬度测定仪测硬度，然后计算抗张强度。

用片剂硬度测定仪进行测定。将药片置于两横杆之间，其中的活动横杆沿水平方向对片剂径向加压，当片剂破碎时停止加压，记录读数。测定 6 片，取平均值。

再测定各个片剂的厚度（T, mm），直径（D, mm），结合硬度（F, N），由公式计算抗张强度 TS（MPa）。

$$TS = 2F / \pi DT \tag{2-4}$$

3. 重量差异　用精密天平测定。

根据《中国药典》2020 年版四部制剂通则（0101）测定，应符合规定。

检查方法：取供试品 20 片，精密称定总重量，求得平均片重后，再分别精密称定每片的重量，每片重量与平均片重比较（凡无含量测定的片剂或有标示片重的中药片剂，每片重量应与标示片重比较），按表 2-23 中的规定，超出重量差异限度的不得多于 2 片，并不得有 1 片超出限度 1 倍。

表 2-23　片剂重量差异限度

平均片重或标示片重	重量差异限度
<0.30 g	±7.5%
≥0.30 g	±5%

4. 崩解时限　用崩解仪测定。

检查方法：将吊篮通过上端的不锈钢轴悬挂于支架上，浸入 1000 ml 烧杯中，并调节吊篮位置使其下降至低点时筛网距烧杯底部 25 mm，烧杯内盛有温度为 37℃±1℃的水，调节水位高度使吊篮上升至高点时筛网在水面下 15 mm 处，吊篮顶部不可浸没于溶液中。

除另有规定外，取供试品 6 片，分别置上述吊篮的玻璃管中，启动崩解仪进行检查，各片均应在 15 min 内全部崩解。如有 1 片不能完全崩解，应另取 6 片复试，均应符合规定。

5. 脆碎度　用脆碎度仪测定。

根据《中国药典》2020 年版四部制剂通则（0923）测定，应符合规定。

本方法用于检查非包衣片的脆碎情况及其他物理强度，如压碎强度等。

检查方法：片重≤0.65 g 或以下者取若干片，使其总重约为 6.5 g；片重>0.65 g 者取 10 片。用吹风机吹去片剂脱落的粉末，精密称重，置于圆筒中，转动 100 次。取出，同法除去粉末，精密称重，减失重量不得过 1%，且不得检出断裂、龟裂及粉碎的片。本试验一般仅做 1 次。如减失重量超过 1% 时，应复测 2 次，3 次的平均减失重量不得超过 1%，并且不得检出断裂、龟裂及粉碎的片。

如供试品的形状或大小使片剂在圆筒中形成不规则滚动时，可调节圆筒的底座，使与桌面约成 10° 的角，试验时片剂不再聚集，能顺利下落。对于形状或大小在圆筒中形成严重不规则滚动或特殊工艺生产的片剂，不适于本法检查，可不进行脆碎度检查。对易吸水的制剂，操作时应注意防止吸湿（通常控制相对湿度<40%）。

计算方法：

$$脆碎度 = \frac{细粉和碎粒的重量}{原药片总重} \times 100\%$$
$$= \frac{原药片总重 - 测试后药片重}{原药片总重} \times 100\%$$

(2-5)

三、实验内容

（一）实验材料与仪器

1. 实验材料　原料药：对乙酰氨基酚、维生素 C。辅料：淀粉、糊精、微晶纤维素、酒石酸、硬脂酸镁、HPMC、羧甲基淀粉钠等。

2. 实验仪器　单冲压片机（或多冲压片机）、干燥器、崩解仪、硬度计、粉碎机（或研钵）、制粒与整粒用筛网等。

（二）实验部分

1. 对乙酰氨基酚片剂

（1）处方

对乙酰氨基酚　　　　　　20.0 g

微晶纤维素	20.0 g
10% HPMC	适量
羧甲基淀粉钠	适量（6%）
硬脂酸镁	适量（1%）
压制	40 片

（2）制法：湿法制粒压片法。

1）黏合剂的制备：称取 HPMC 2.0 g 于 20 ml 蒸馏水中均匀分散，加热。溶解，放至冷却。

2）湿颗粒的制备：取处方量对乙酰氨基酚通过 80 目筛，与微晶纤维素混合均匀，加适量 10% HPMC 制软材，过 16 目筛制粒，湿颗粒在 60℃干燥，干颗粒过 16 目筛整粒。

3）加入崩解剂和润滑剂：加 6% 羧甲基淀粉钠混匀，再加入颗粒重量的 1% 硬脂酸镁，混匀。

4）压片：测定含量，计算片重，压片。

（3）注意事项：先把崩解剂混合均匀后，再加入硬脂酸镁混合均匀。

（4）质量检查：分别测定片剂的硬度、重量差异、崩解时限、脆碎度。

2. 维生素 C 片剂

（1）处方

维生素 C	20.0 g
淀粉	8.0 g
糊精	12.0 g
酒石酸	0.5 g
乙醇（50%）	适量
羧甲基淀粉钠	1.0 g
硬脂酸镁	0.4 g
制成	400 片

（2）制法：湿法制粒压片法。

1）将酒石酸溶解于适量 50% 乙醇中。

2）湿颗粒的制备：取处方量维生素 C 通过 80 目筛，加入淀粉、糊精、羧甲基淀粉钠混合均匀，将溶解了酒石酸的 50% 乙醇加入混合粉末中，制软材，通过 18 目尼龙筛制粒，50～60℃干燥（含水量控制在 1.5% 以下），将干燥颗粒通过 18 目筛整粒。

3）加入润滑剂：整粒后的颗粒与硬脂酸镁混匀。

4）压片：测定含量，计算片重，压片。

（3）注意事项：维生素 C 的稳定性较差，在处方设计与制备过程中应注意以下问题。

1）在润湿状态下较易分解变色，尤其与金属（如铜、铁）接触时，更易变色。因此，在制粒过程中避免与金属接触，尽量缩短制粒时间，并宜在 60℃以下干燥。

2）在处方中加入酒石酸的目的是防止维生素 C 遇金属离子变色（酒石酸对金属离子有络合作用）。也可改用 2% 枸橼酸，同样具有稳定维生素 C 的作用。

3）由于酒石酸量小，为混合均匀，宜先溶入润湿剂（50% 乙醇）中。

（4）片剂的质量检查：分别测定片剂的硬度、重量差异、崩解时限、脆碎度。

四、实验结果与讨论

根据上述具体处方的实验内容测定有关片剂质量。

1. 对乙酰氨基酚片剂的制备——片剂质量的考察结果　见表 2-24～表 2-27。

表 2-24　对乙酰氨基酚片硬度测定结果

	测试样品					
	1	2	3	4	5	6
硬度（N）						
结论						

表 2-25　对乙酰氨基酚片重量差异测定结果

每片重（g）	1	2	3	4	5	6	7	8	9	10	11	12	13	14	15	16	17	18	19	20
总重（g）	平均片重（g）			重量差异限度（%）			超限的片数				超限1倍的片数									
结论																				

表 2-26　对乙酰氨基酚片崩解时限测定结果

测试样品	1	2	3	4	5	6
崩解时限（min）						
标准规定	各片均应在 15 min 内全部崩解					
结论						

表 2-27　对乙酰氨基酚片脆碎度测定结果

测试样品	原药片总重（g）	测试后药片重（g）	脆碎度（%）
结论			

2. 维生素 C 片剂的制备——片剂质量的考察结果　见表 2-28～表 2-31。

表 2-28　维生素 C 片硬度测定结果

	测试样品					
	1	2	3	4	5	6
硬度（N）						
结论						

表 2-29　维生素 C 片重量差异测定结果

每片重（g）	1	2	3	4	5	6	7	8	9	10	11	12	13	14	15	16	17	18	19	20
总重（g）		平均片重（g）			重量差异限度（%）			超限的片数				超限 1 倍的片数								
结论																				

表 2-30　维生素 C 片崩解时限测定结果

测试样品	1	2	3	4	5	6
崩解时限（min）						
标准规定	各片均应在 15 min 内全部崩解					
结论						

表 2-31　维生素 C 片脆碎度测定结果

测试样品	原药片总重（g）	测试后药片重（g）	脆碎度（%）
结论			

五、思考题

1. 为什么大多数药物在压片前宜先制成颗粒？

2. 压片过程的三要素是什么？

3. 片剂的崩解时限不合格的主要原因是什么？

4. 产生片剂的重量差异超限的主要原因是什么？

实验八　滴丸的制备及评价

一、实验目的

1. 掌握滴制法制备滴丸的基本操作与制备工艺。

2. 熟悉滴丸剂的常规质量要求和质量检查方法。

3. 了解滴丸的制备原理与影响滴丸质量的因素。

4. 了解筛选滴制法制备过程中产生的不合格滴丸的判断标准，并能分析原因、提出合理解决方法。

二、实验原理

滴丸，是指固体或液体药物与适宜基质加热熔融后溶解、乳化或混悬于基质中，用滴制法滴入不相混溶、不相互作用的冷凝液中，由于表面张力的作用使液滴收缩冷却成小丸状的制剂，主要供口服，也可以供外用和鼻、耳、眼、阴道、直肠等局部使用；根据药物的性质与使用、储藏的要求，供口服的滴丸可包糖衣或薄膜衣。

滴丸具有以下特点：①设备简单、操作方便，工艺周期短、生产效率高，生产车间不产生粉尘、有利于劳动保护；②工艺条件易于控制，质量稳定、剂量准确；③药物经过基质包裹，减少了与空气的接触，从而提高其稳定性，同时也可以避免药物不良味道或刺激性对口腔和胃肠道的刺激；④受热时间短，易氧化及具挥发性的药物溶于基质后，可增加其稳定性；⑤基质容纳液态药物的量大，故可使液态药物固化，便于携带和储存；⑥用固体分散技术制备的滴丸具有溶出快、吸收迅速、生物利用度高的特点；⑦可实现药物的快速释放或缓控释放；⑧发展了鼻、耳、眼科用药的滴丸新制剂，因为五官科制剂原本多为液态或半固态剂型，存在作用时间不持久的问题，制作成滴丸后可起到延效的作用；⑨目前可供选择使用的基质及冷凝液的品种比较少，每丸所载药量也较少，仅适用于剂量相对较小的药物，使得滴丸的使用受到一定限制；⑩滴丸剂容易吸潮、易于变质，需要注意保存方法和有效期。

滴丸中主药以外的附加剂称为基质，作为滴丸基质应具备以下条件：①与主药不发生任何化学反应，不影响主药的疗效与检测；②熔点较低，60℃及以上能熔成液体，遇骤冷又能凝结成固体，在室温下保持固体状态，且与主药混合后仍能保持上述性质；③对人体无毒无害。

滴丸基质主要有水溶性基质和非水溶性基质两大类。①水溶性基质：常用的有聚乙二醇类（PEG6000、PEG4000 等）、聚氧乙烯单硬脂酸酯、硬脂酸钠、泊洛沙姆、甘油明胶等。②非水溶性基质（脂肪性基质），常用的有硬脂酸、单硬脂酸甘油酯、氢化植物油、虫蜡等。

滴丸基质的选用原则：①必须安全无害，且与原料药物不发生作用；②依据"相似者相溶"的原则，尽可能选用与药物极性或溶解度相近的物质作为滴丸基质；③实际应用时，可以选择不同基质混合后得到适合药物的滴丸基质。

冷凝液是用于冷凝滴出的液滴，使之冷凝成固体丸剂的液体。滴丸的冷凝液必须符合以下基本要求：①冷凝液必须安全无害，不溶解主药和基质，也不与主药和基质发生化学反应；②适宜的相对密度，冷凝液密度与滴丸密度相近，不能相等，使滴丸在冷凝液中缓慢下沉或上浮，充分凝固，丸形圆整；③适当的黏度，使冷凝液与液滴间的黏附力小于液滴的内聚力而能收缩凝固成丸。

根据基质的性质选择冷凝液，相应的分类：①水溶性基质的冷凝介质，常用的有液体石蜡、二甲基硅油、植物油等；②非水溶性基质的冷凝介质，可以选用水、一定浓度的乙醇、酸性或碱性水溶液等；③新型冷凝液，如二甲基硅油、玉米油等。

滴丸的制备采用滴制法，即将药物溶解、乳化或混悬于适宜的熔融基质中，保持恒定的温度（80～100℃），并通过一定大小口径的滴管，滴入另一种不相混溶的冷凝液中，此时含有药物的基质骤然冷却，凝固形成丸型，在重力作用下上浮或下沉，取出，除去冷凝介质，干燥即得。滴制法所制滴丸的重量和形态与滴管口径、滴管口距冷凝液面距离、熔融液温度、冷凝液温度、滴制速度、药液与冷凝液密度差及温度差、冷凝柱高度及冷凝液的黏度等因素均有关，要严格把控滴制条件。

滴制法制备滴丸的基本工艺流程如图 2-8 所示。

三、实验内容

（一）实验材料与仪器

1. 实验材料　马来酸氯苯那敏、聚乙二醇 6000、液体石蜡、聚山梨酯 80 等。

2. 实验仪器　天平、蒸发皿、恒温水浴锅、滴丸装置、胶头滴管、温度计、滤纸、脱脂棉、玻棒、研钵、崩解时限测定仪等。

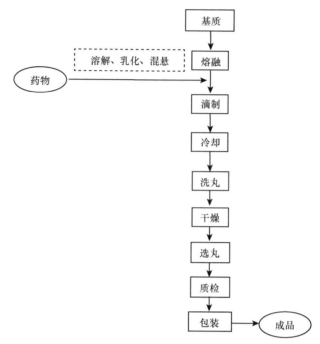

图 2-8 滴丸的制备工艺流程

（二）实验部分

1. 马来酸氯苯那敏滴丸的制备

（1）处方

马来酸氯苯那敏	4 g
聚乙二醇（分子量 6000）	15.5 g
制成	1000 丸或 2000 丸

（2）制法

1）辅料的准备：取聚乙二醇 6000 适量，加热使熔融；称量适量液体石蜡。

2）滴制：在熔融的聚乙二醇 6000，投入药物搅拌，溶解至澄明，温度控制在 80～90℃。经过适宜大小管径的滴管等速滴入冷凝液中，自上向下滴时滴管口与冷凝液的液面距离应在 5 cm 以下，滴管的口径控制在 1.3～1.4 mm，冷却柱的长度为 90～100 cm，温度保持在 10℃左右。凝固形成的丸粒徐徐沉于器底或浮于冷凝液的表面，取出拭去冷凝液，干燥即得滴丸。

（3）注意事项

1）在滴丸的制备工艺中，滴丸的形成主要取决于滴丸液滴的内聚力是否大于药液与冷凝液的黏附力，即形成力＝内聚力－黏附力，当形成力为正值时，液滴才能成丸。

因此在配制溶液时，可以考虑加入适量聚山梨酯 80，其主要作用是增加内聚力使形成力为正值，以促进滴丸的形成。

2）滴丸滴制时，熔融药液的温度应不低于 80℃，否则药液在滴口处易凝固，难以滴下。同时应尽可能保持恒温，使滴丸大小均匀。

3）必要时，薄膜衣包衣滴丸应检查残留溶剂。

4）除另有规定外，滴丸剂宜密封储存，防止受潮、发霉、变质。

2. 薄荷油滴丸的制备

（1）处方

薄荷油	1 ml
聚乙二醇（分子量6000）	5 g
制成	滴丸

（2）制法：取处方量的聚乙二醇6000于蒸发皿中，置水浴上加热熔融，加入全量薄荷油，搅拌使混匀，将药液移至滴丸装置的贮液筒内，并使药液温度保持在75℃，控制滴速，滴入冷却的液体石蜡冷凝液中成丸。待冷凝完全后取出滴丸，摊于纸上，吸去滴丸表面的液体石蜡，自然干燥即得。

（3）注意事项

1）滴制时，熔融药液的温度应不低于75℃，否则在滴口处易凝固，不易滴下，液体石蜡冷凝液的温度应控制在10～12℃，若温度过高，易造成丸形不好或滴液来不及完全凝固而粘连在一起。

2）滴管口距冷凝液面的距离也会影响滴丸的丸重与丸形，一般应控制在5 cm以下为宜。

3）药液滴完后，滴丸应放置在冷凝液中1～2 h，使冷凝完全。

3. 质量检查

（1）性状：本品为圆球形滴丸。应圆整、大小均匀，色泽一致，无粘连现象，表面无冷凝介质黏附。

（2）重量差异：除另有规定外，滴丸剂照下述方法检查，应符合规定。

取供试品20丸，精密称定总重量，求得平均丸重后，再分别精密称定每丸的重量。每丸重量与平均丸重相比较，按表中的规定，超出重量差异限度的不得多于2丸，并不得有1丸超出限度1倍，详见表2-32。

表2-32　滴丸重量差异限度要求

平均丸重	重量差异限度
≤0.03 g	±15%
0.03～0.1 g	±12%
0.1～0.3 g	±10%
>0.3 g	±7.5%

（3）溶散时限：取滴丸6粒，分别置于吊篮的玻璃管中，加挡板，启动崩解仪进行检查，应在30 min内全部溶散，如有1粒不能完全溶散应另取6粒复试，均应符合规定。

四、实验结果与讨论

1. 记录实验结果，并对所制马来酸氯苯那敏滴丸和薄荷油滴丸进行评价。

分别记录马来酸氯苯那敏滴丸和薄荷油滴丸实验结果，并将外观性状、重量差异、溶散时限检查结果记入表2-33～表2-38。

表 2-33　马来酸氯苯那敏滴丸外观形状检查结果

检查项目	检查结果
外观性状	

表 2-34　薄荷油滴丸外观形状检查结果

检查项目	检查结果
外观性状	

表 2-35　马来酸氯苯那敏滴丸重量差异检查结果

项目	丸重
丸 1	
丸 2	
丸 3	
丸 4	
丸 5	
丸 6	
丸 7	
丸 8	
丸 9	
丸 10	
丸 11	
丸 12	
丸 13	
丸 14	
丸 15	
丸 16	
丸 17	
丸 18	
丸 19	
丸 20	
平均丸重（g）	
合格数	
合格率（%）	

表 2-36　薄荷油滴丸重量差异检查结果

项目	丸重
丸 1	
丸 2	
丸 3	
丸 4	
丸 5	

项目	丸重
丸 6	
丸 7	
丸 8	
丸 9	
丸 10	
丸 11	
丸 12	
丸 13	
丸 14	
丸 15	
丸 16	
丸 17	
丸 18	
丸 19	
丸 20	
平均丸重（g）	
合格数	
合格率（%）	

表 2-37　马来酸氯苯那敏滴丸溶散时限检查结果

检查项目	检查结果
溶散时限	

表 2-38　薄荷油滴丸溶散时限检查结果

检查项目	检查结果
溶散时限	

2. 请写出制备过程中各步骤的目的、注意事项。

五、思考题

1. 滴丸在应用上有何特点？如何选择滴丸的基质？

2. 滴丸在制备过程中的关键是什么？如何才能使滴丸形成固体分散体？

3. 滴丸为什么属于高效、速效剂型？

4. 影响滴丸成型、形状与重量的因素有哪些？结合本实验谈谈在实际操作中是如何控制的。

实验九　膜剂的制备及评价

一、实验目的

1. 掌握膜剂的制备工艺流程及操作要点。

2. 熟悉膜剂成膜材料的种类与性能。

3. 了解膜剂制备时易出现的问题及解决方法。

二、实验原理

膜剂系指原料药物与适宜的成膜材料经加工制成的薄膜状制剂。可用于口服或黏膜给药，以发挥局部或全身作用，如口服、口含、舌下、眼结膜囊、鼻腔、阴道、体内植入、皮肤和黏膜创伤、烧伤或炎症表面的覆盖等多种途径。根据结构，膜剂可以分为单层膜、多层膜（复合膜剂）及夹心膜等，其形状、面积和厚度等视用药部位的特点和含药量而定，厚度一般为 0.1～0.2 mm，面积为 1 cm² 者供口服和黏膜用，0.5 cm² 者供眼用，5 cm² 者供阴道用。通过采用不同的成膜材料，可以制成不同释药速度的膜剂，比如速释膜剂、缓释或控释膜剂。

膜剂的特点：①药物含量均匀、质量稳定，起效快；②膜剂的体积小、重量轻，应用、携带和运输均非常方便；③选用不同的成膜材料，可制成不同释药速度的膜剂。适合多种给药方式和用途；④给药方便，患者使用的顺应性高；⑤生产工艺相对简单，生产时无粉尘飞扬，适用于有毒药品的生产，有利于劳动保护；⑥膜剂载药量小，只适合于小剂量药物的应用，在药物的选择上受到一定限制。

成膜材料作为药物载体，又称为成膜基质，是膜剂中较重要的组成部分。成膜材料的性能和质量不仅对膜剂的成型工艺有影响，而且对膜剂的质量及药效的发挥具有重要作用。理想的成膜材料应具有下列条件：①来源丰富，价格便宜。②生理惰性，无刺激、无毒，没有不良臭味。③性能稳定，不与主药发生反应，不降低主药的药效，不干扰主药的含量测定。④成膜性能好，成膜后能够具有足够的强度和柔韧性。⑤应用于口服、腔道、眼用膜剂的成膜材料，应该具有良好的水溶性或者能够逐渐降解；而外用膜剂的成膜材料，应能够迅速地实现完全释放药物。

常用的成膜材料：①天然高分子材料。如明胶、白及胶、玉米胶、阿拉伯胶、琼脂、淀粉、海藻酸钠、糊精等。此类成膜材料多数可降解或溶解，但成膜性能较差，故常与其他成膜材料合用。②合成高分子材料：聚乙烯类，如聚乙烯醇（PVA）、聚乙烯吡咯酮、乙烯-乙酸乙烯共聚物（EVA）；聚丙烯类，如甲基聚丙烯、甲烯酸-甲基丙烯酸共聚物；纤维素类，如甲基纤维素、乙基纤维素、羟丙纤维素、羧甲基纤维素；还有聚维酮等。通常，合成的高分子材料成膜性能良好。

膜剂中加入其他附加剂的作用：①增塑剂（丙醇、甘油等）用量通常在 0%～20% 间，具有改善成膜材料的成膜性能，增加其柔韧性的作用。常用的增塑剂分为水溶性和脂溶性两大类。②矫味剂、甜味剂可对膜剂中的苦味成分进行掩味或矫味，其最大用量一般不超过 10%。③着色剂可增加膜剂的美观及识别度，如食用色素等，用量通常 0%～2%。④有时加入少量表面活性剂（聚山醇80、十二烷基硫酸钠等），用量通常 1%～2%，可使不溶性药物、脱模剂等均匀分散，并增加药物的生物有效性。根据需要，还可添加填充剂（碳酸钙、淀粉等）0%～20%，以及稳定剂、增稠剂、乳化剂、脱模剂（液体石蜡等）、崩解剂和溶剂等辅料。

膜剂在生产、储存与使用中均应符合下列各项有关质量要求：①膜剂外观应完整光洁，色泽均匀，厚度一致，无明显气泡。②多剂量的膜剂，分格压痕应均匀清晰，并能按压痕撕开。③成膜材料及辅料应无毒、无刺激性，性质稳定，与药物不起作用，不影响药物的含量测定。④药物如为水溶性，应与成膜材料制成具有一定黏度的溶液；如为水不溶性，应粉碎成极细粉，并与成膜材料等均匀混合。⑤膜剂所用的包装材料应无毒性，防止污染，方便使用，并不能与药物或成膜材料发生理化作用。

    膜剂的制备方法有匀浆制膜法、热塑制膜法和复合制膜法。其中，匀浆制膜法（又称涂膜法、流延法）是最为常用的制膜技术。涂膜法工艺流程：配制成膜材料浆液→加入药物、附加剂→脱泡→涂膜→干燥→脱模→测定→分剂量→包装。在实际操作的过程中也有许多要注意的问题：原料药物如为水溶性，应与成膜材料制成具有一定黏度的溶液；加药浆时，水溶性药物可先溶于水中后再加入，水不溶性药物可先溶于少量乙醇中，然后再混合；不溶于水的药物可粉碎成极细粉后加入，或加少量聚山梨酯80或甘油研匀加入。在加入药物、附加剂后的搅拌过程中，不宜搅拌得太快，否则容易使胶浆包裹大量气泡，影响成膜效果。涂膜前需在涂膜机的不锈钢平板循环带或玻璃板上涂少量液体石蜡作为脱模剂。

    膜剂的制备工艺流程如图2-9所示。

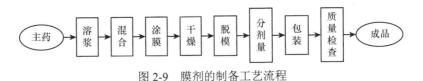

图2-9　膜剂的制备工艺流程

三、实验内容

（一）实验材料与仪器

1. 实验材料　聚维酮碘、聚乙烯醇05-88、甘油、蒸馏水、富马酸福莫特罗、羟丙甲纤维素E5、预胶化淀粉、淀粉指示液等。

2. 实验仪器　量筒、烧杯、玻璃板、水浴锅、广口瓶、纱布、研钵、电子天平、鼓风干燥箱、磁力搅拌器、滤纸、崩解仪等。

（二）实验部分

1. 聚维酮碘膜剂的制备

（1）处方

聚维酮碘	27 g
聚乙烯醇 05-88	61 g
甘油	13 g
蒸馏水	约 300 ml

（2）制法

1）在蒸馏水中加入聚维酮碘，搅拌加热至约60℃，使其充分溶解后，再加入聚乙烯醇05-88、甘油，于90℃搅拌加热0.5 h，溶解混匀后降温至50～60℃，缓慢搅拌0.5 h，趁热将其涂布于洁净的玻璃板上。

2）将涂膜后的膜剂，于90℃烘0.5 h，起膜，将膜切割成每张4 cm×4 cm大小，分装。

（3）注意事项

1）本膜剂处方中甘油与聚乙烯醇比例建议以0.2∶1为最佳，若用量过大，则可能起泡；用量过小，则膜的脆性大，不易脱模。

2）平板玻璃必须洁净，用75%乙醇消毒后以液体石蜡涂擦，以便药膜干燥后易于脱下。

3）因为聚维酮碘遇光、热不稳定，制备后的成品需采用棕色材料包装并避光保存；包装材料应无毒性、能够防止污染、方便使用，并不能与原料药物或成膜材料发生理化作用。

4）膜剂应密封储存，防止受潮、发霉和变质。

（4）质量检查

1）外观性状：本品应为红棕色薄膜，完整光洁、色泽均匀、厚度一致，无明显气泡。

2）重量差异：取供试品 20 片，精密称定总重量，求得平均重量，再分别精密称定各片的重量。每片重量与平均重量相比较，按表 2-39 中的规定，超出重量差异限度的不得多于 2 片，并不得有 1 片超出限度的 1 倍。详见表 2-39。

表 2-39　膜剂重量差异限度要求

平均重量	重量差异限度
≤0.02 g	±15%
0.02～0.20 g	±10%
>0.20 g	±7.5%

3）鉴别：取本品 4 片（约相当于聚维酮碘 0.2 g）振摇使其溶解于 20 ml 蒸馏水中制成溶液。取溶液 5 滴，加蒸馏水 10 ml 与淀粉指示液 1 滴即显蓝紫色；另取溶液 10 ml，置于 50 ml 锥形瓶中瓶口覆盖一张用淀粉指示液润湿的滤纸，放置 60 s，不显蓝色。

4）折叠耐力：在富马酸福莫特罗口腔速溶膜剂相同位置重复折叠和展开数次直到薄膜破裂，通过记录折叠和展开的次数来确定其折叠耐力，以考察膜剂的柔韧性。

5）崩解时限检查：取本品剪取 6 片 1 cm 大小的薄膜分别用两层筛孔内径为 2.0 mm 的不锈钢丝夹住，按 2020 年版《中国药典》崩解时限检查法片剂项下所列方法检查（除另有规定外，取供试品 6 片，分别置上述吊篮的玻璃管中，启动崩解仪进行检查，各片均应在 15 min 内全部崩解。如有 1 片不能完全崩解，应另取 6 片复试，均应符合规定）。

2. 富马酸福莫特罗口腔速溶膜剂的制备

（1）处方

富马酸福莫特罗	0.9 g
羟丙甲纤维素 E_5	3 g
甘油	1 g
预胶化淀粉	3 g
蒸馏水	50 ml

（2）制法

1）首先向 50 ml 蒸馏水中加入成膜材料羟丙甲纤维素 E_5，置于 60℃恒温水浴，磁力搅拌至溶液变澄清透明；在上述溶液中加入增塑剂甘油和崩解剂预胶化淀粉，80℃恒温水浴搅拌混合均匀；冷却至室温后，将富马酸福莫特罗搅拌溶解于上述混合液中，静置脱气后，迅速涂布于玻璃板上。

2）60℃鼓风干燥箱中干燥 3 h，脱模后将膜剂裁剪成 2 cm × 2 cm 大小，即得富马酸福莫特罗口腔速溶膜剂。

（3）注意事项：成膜材料是口腔速溶膜剂的关键组分，其性质直接影响到膜剂的载药率、脱模性、崩解时间、机械强度等。

（4）质量检查

1）外观性状：富马酸福莫特罗口腔速溶膜剂的表面无原料药颗粒，无损伤。

2）重量差异：取供试品 20 片，精密称定总重量，求得平均重量，再分别精密称定各片的重量。每片重量与平均重量相比较，按表中的规定，超出重量差异限度的不得多于 2 片，并不得有 1 片超出限度的 1 倍。详见表 2-39。

3）含水量：取洁净表面皿，放置 105℃烘箱干燥至恒重。取 3 片富马酸福莫特罗口腔速溶膜剂，精密称重后，分别置于 105℃烘箱干燥 24 h，取出样品称重 W，计算得富马酸福莫特罗口腔速溶膜剂在 105℃干燥条件下的含水量。

4）折叠耐力：在富马酸福莫特罗口腔速溶膜剂相同位置重复折叠和展开数次直到薄膜破裂，通过记录折叠和展开的次数来确定其折叠耐力，以考察膜剂的柔韧性。

5）崩解时限检查：取本品剪取 6 片 1 cm 大小的薄膜分别用两层筛孔内径为 2.0 mm 的不锈钢丝夹住，按《中国药典》2020 年版崩解时限检查法片剂项下所列方法检查（除另有规定外，取供试品 6 片，分别置上述吊篮的玻璃管中，启动崩解仪进行检查，各片均应在 15 min 内全部崩解。如有 1 片不能完全崩解，应另取 6 片复试，均应符合规定）。

四、实验结果与讨论

1. 记录实验结果，并对所制膜剂进行评价。

（1）聚维酮碘膜剂的质量检查：记录聚维酮碘膜剂实验结果，并将外观性状、重量差异、鉴别、崩解时限检查结果记入表 2-40～表 2-44。

表 2-40　聚维酮碘膜剂质量检查结果

检查项目	检查结果
外观性状	

表 2-41　聚维酮碘膜剂重量差异限度检查结果

编号	膜 1	膜 2	膜 3	膜 4	膜 5	膜 6
膜重						
编号	膜 7	膜 8	膜 9	膜 10	膜 11	膜 12
膜重						
编号	膜 13	膜 14	膜 15	膜 16	膜 17	膜 18
膜重						
编号	膜 19	膜 20	平均膜重		合格数	合格率
膜重						

表 2-42　聚维酮碘膜剂鉴别检查结果

检查项目	检查结果
鉴别	

表 2-43　聚维酮碘膜剂折叠耐力结果

项目	膜 1	膜 2	膜 3	平均值
折叠次数				

表 2-44　聚维酮碘膜剂崩解时限检查结果

项目	膜 1	膜 2	膜 3	膜 4	膜 5	膜 6
崩解时间						
合格数						
合格率（%）						

（2）富马酸福莫特罗口腔速溶膜剂的质量检查：记录富马酸福莫特罗口腔速溶膜剂实验结果，并将外观性状、重量差异、含水量、体外崩解时间检查结果记入表 2-45～表 2-49。

表 2-45　富马酸福莫特罗口腔速溶膜剂质量检查结果

检查项目	检查结果
外观性状	

表 2-46　富马酸福莫特罗口腔速溶膜剂重量差异限度检查结果

编号	膜 1	膜 2	膜 3	膜 4	膜 5	膜 6
膜重						
编号	膜 7	膜 8	膜 9	膜 10	膜 11	膜 12
膜重						
编号	膜 13	膜 14	膜 15	膜 16	膜 17	膜 18
膜重						
编号	膜 19	膜 20	平均膜重		合格数	合格率
膜重						
合格数						
合格率（%）						

表 2-47　富马酸福莫特罗口腔速溶膜剂含水量检查结果

干燥时间	膜 1	膜 2	膜 3
0 h			
24 h			
含水量（%）			

表 2-48　富马酸福莫特罗口腔速溶膜剂折叠耐力结果

项目	膜 1	膜 2	膜 3	平均值
折叠次数				

表 2-49　富马酸福莫特罗口腔速溶膜剂体外崩解时间检查结果

项目	膜 1	膜 2	膜 3	膜 4	膜 5	膜 6
崩解时间						
合格数						
合格率（%）						

2. 请分别写出聚维酮碘膜剂和富马酸福莫特罗口腔速溶膜剂制备过程中各步骤的目的，并进行处方分析。

五、思考题

1. 膜剂常用的成膜材料有哪些？

2. 膜剂制备时，如何防止气泡的产生？

3. 膜剂常用辅料有哪些类别？分别举例。

实验十　软膏剂和乳膏剂的制备及评价

一、实验目的

1. 掌握不同类型软膏剂和乳膏剂基质的制备方法。

2. 掌握软膏剂和乳膏剂中的药物释放的测定方法，比较不同基质对药物释放的影响。

3. 了解软膏剂和乳膏剂的辅料种类及应用特点。

二、实验原理

软膏剂（ointment）系指原料药物与油脂性或水溶性基质混合制成的均匀的半固体外用制剂，分为溶液型软膏剂和混悬型软膏剂。乳膏剂（cream）指原料药物溶解或分散于乳状液型基质中形成的均匀半固体制剂，根据基质不同分为水包油（O/W）型乳膏剂和油包水（W/O）型乳膏剂。软膏剂、乳膏剂既可起局部作用，也可使药物透过皮肤吸收进入人体循环，产生全身治疗作用。

软膏剂与乳膏剂中，基质占绝大部分。基质不仅是软膏剂和乳膏剂的赋形剂，同时也是药物载体，对软膏剂和乳膏剂的质量、药物的释放及药物的吸收都有重要影响。

常用的软膏基质根据其组成可分为两类。

1. 油脂性基质　此类基质包括烃类、类脂及动植物油脂。其中除植物油和蜂蜡加热熔合制成的单软膏，以及凡士林可单独用作软膏基质外，大多数应混合使用。如液体石蜡、羊毛脂等多用于调节软膏稠度，以得到适宜稠度的软膏基质。

2. 水溶性基质　由天然或合成的水溶性高分子材料所组成。常用的有甘油与明胶的混合物、纤维素衍生物，以及聚乙二醇、聚丙烯酸等。

乳膏剂的乳剂型基质的组成可分为油相、水相和乳化剂。常用的乳化剂有肥皂类、高级脂肪醇与脂肪醇硫酸酯类、多元醇酯类等，如三乙醇胺皂、月桂醇硫酸钠、聚山梨酯 80 等。根据使用不同的乳化剂，可制得 O/W 型和 W/O 型乳膏基质。

必要时软膏剂和乳膏剂中可加入保湿剂、抑菌剂、增稠剂、抗氧剂及透皮促进剂等附加剂。软膏剂可根据药物与基质的性质不同，采用研和法和熔和法制备。①研和法：软膏基质由半固体和液体成分组成时常用研和法制备，即先取药物与部分基质或适宜液体研磨成细腻糊状，再递加其余基质研匀（取少许涂于手上无沙砾感）。②熔和法：若软膏基质由熔点不同的成分组成，在常温下不能均匀混合时，一般采用熔和法制备。在基质中可溶性的药物可加到熔融的基质中直接混合溶解，搅匀至冷凝即得。乳膏剂采用乳化法制备，即将处方中的油脂和油溶性成分一起加热至70～80℃使熔化（必要时可用筛网滤除杂质）；另将水溶性成分溶于水中，加热至较油相成分相同或略高温度，将水相缓慢加入油相中，边加边搅至冷凝，即得。制备软膏剂和乳膏剂用的固体药物，除可在基质的某一组分中溶解或共熔者外，应预先用适当的方法制成细粉。

软膏剂、乳膏剂的质量评价中，除应检查其外观性状、主药含量、粒度、装量、微生物限度，以及刺激性、稳定性等外，其释药性能也是重要检查项目。软膏剂和乳膏剂中的药物的释放及透皮吸收主要依赖于药物本身的性质，但基质在一定程度上影响药物的这些特性。一般情况下，水溶性基质和乳剂型基质中的药物的释放较快，而烃类基质中药物的释放较差。因此，利用不同基质处方和制备工艺条件可得到具有不同释药特性的软膏剂和乳膏剂。

软膏剂和乳膏剂中药物释放的测定，可通过测定软膏剂和乳膏剂中的药物透过无屏障性半透膜后分散于释放介质中所用的速度来评价，也可采用凝胶扩散法来测定。

本实验中，分别制备油脂性、水溶性基质软膏剂和乳膏剂，并以双氯芬酸钾为模型药物，制成不同类型基质的软膏剂和乳膏剂，评价其药物的释放行为，考察不同基质对药物释放的影响。

软膏剂和乳膏剂的制备工艺流程分别如图 2-10 和图 2-11 所示。

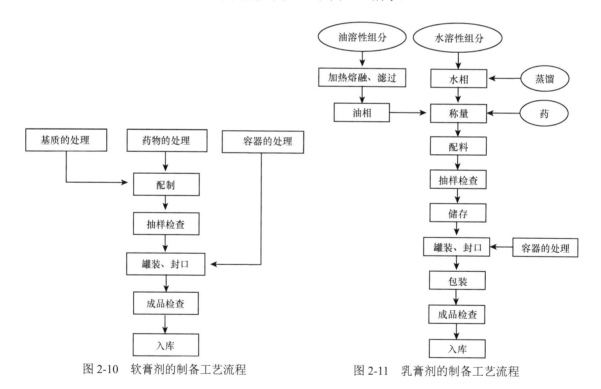

图 2-10 软膏剂的制备工艺流程   图 2-11 乳膏剂的制备工艺流程

三、实验内容

（一）实验材料与仪器

1. 实验材料 双氯酚酸钾、水杨酸、蜂蜡、植物油、羧甲基纤维素钠、甘油、苯甲酸钠、硬脂醇、白凡士林、液体石蜡、月桂醇硫酸钠、尼泊金乙酯、固体石蜡、单硬脂酸甘油酯、聚山梨酯 80、司盘 80、蒸馏水等。

2. 实验仪器 电子天平、真空泵、水浴锅、粉碎机、改良式 Franz 式扩散池（附有磁力搅拌机和恒温装置）、紫外-可见分光光度计等。

（二）实验部分

1. 双氯芬酸钾软膏剂的制备及质量检查

（1）单软膏的制备

1）处方

蜂蜡	6.6 g
植物油	6.7 g

2）制法：取处方量蜂蜡于蒸发皿中，置水浴上加热，熔化后，缓缓加入植物油，搅拌均匀，自水浴上取下，不断搅拌至冷凝，即得。

3）注意事项

①加入植物油后应混匀，再从水浴取下搅拌至冷凝，否则容易分层，混合不匀。

②熔融法制备软膏剂时需注意：冷却速度不能太快，以免基质中高熔点组分呈块状析出；冷却过程中需不断搅拌，以防不溶性药粉下沉，造成分散不均匀；对热不稳定或挥发性成分应待冷至接近室温时加入；冷凝成膏状后应停止搅拌，以免带入过多气泡。

（2）水溶性基质软膏的制备

1）处方

羧甲基纤维素钠	2.0 g
甘油	2.0 g
苯甲酸钠	0.1 g
蒸馏水	8 ml

2）制法

①将苯甲酸钠加入蒸馏水中，水浴加热使溶解，放冷。

②将羧甲基纤维素钠、甘油在研钵内研匀。

③将①加入到②中，边研边加，至研匀，即得。

3）注意事项：本软膏采用研和法制备。羧甲基纤维素钠为天然水溶性高分子材料，易涂展，可吸收组织渗出液，释药快，易洗除；甘油为保湿剂，也可增加黏度，增加防腐剂苯甲酸钠溶解度。

（3）乳膏剂的制备

1）O/W 型乳剂型软膏基质

①处方

硬脂醇	1.8 g
白凡士林	2 g
液体石蜡	1.3 ml
月桂醇硫酸钠	0.2 g
尼泊金乙酯	0.02 g

甘油	1.0 g
蒸馏水	适量
制成	20.0 g

②制法

A. 取油相成分（硬脂醇、白凡士林和液体石蜡）于蒸发皿中，置水浴上加热至70~80℃使其熔化。

B. 取水相成分（月桂醇硫酸钠、尼泊金乙酯、甘油和蒸馏水）于蒸发皿（或小烧杯）中加热至70~80℃。

C. 在搅拌下将水相成分以细流状加入油相成分中，在水浴上继续保持恒温并搅拌几分钟，然后在室温下继续搅拌至冷凝，即得O/W型乳剂型基质。

2）W/O型乳剂型软膏基质

①处方

单硬脂酸甘油酯	6 g
白凡士林	2 g
聚山梨酯80	0.4 g
蜂蜡	2 g
液体石蜡	10 g
尼泊金乙酯	0.04 g
固体石蜡	2.0 g
司盘80	0.8 g
蒸馏水	适量
制成	40.0 g

②制法

A. 取油相成分（单硬脂酸甘油酯、白凡士林、蜂蜡、液体石蜡、固体石蜡、司盘80）于蒸发皿，水浴加热至80℃，使其熔化。

B. 取水相成分（聚山梨酯80、尼泊金乙酯、蒸馏水）于小烧杯，加热至80℃。

C. 搅拌下将水相缓缓加入油相，恒温搅匀几分钟，在室温下搅拌至冷凝，即得。

3）注意事项

①制备中温度控制非常重要，一般水相温度略高于油相温度，以防止两相混合时油相中的组分过早析出或凝结。

② O/W型基质油腻性小，易于涂布和洗除，但用于分泌物较多的皮肤时，分泌物可重新透入皮肤而使炎症恶化。W/O型基质的油腻性较油脂性基质的软膏剂小，易于涂布，且水分从皮肤表面蒸发时有和缓的冷却作用。

③通常乳膏剂适用于亚急性、慢性、无渗出液的皮肤破损和皮肤瘙痒症，忌用于糜烂、溃疡、水疱和化脓性创面。

④遇水不稳定的药物不宜制成乳膏剂。

（4）5%双氯芬酸钾软膏剂的制备

1）处方

双氯酚酸钾粉末	0.5 g
不同类型基质	9.5 g
制成	10 g

2）制法

①双氯芬酸钾单软膏剂的制备：称取双氯芬酸钾粉末 0.5 g 置于研钵中，分次加入单软膏基质 9.5 g，研匀，即得。

②双氯芬酸钾凡士林软膏剂的制备：称取凡士林 9.5 g 于蒸发皿中，置水浴上加热熔化，搅拌下加入双氯芬酸钾粉末 0.5 g，搅匀，室温下搅拌冷却至凝固，即得。

③双氯芬酸钾 O/W 型乳膏的制备：称取双氯芬酸钾粉末 0.5 g 置于研钵中，分次加入 O/W 型乳剂基质 9.5 g，研匀，即得。

④双氯芬酸钾 W/O 型乳膏的制备：称取双氯芬酸钾粉末 0.5 g 置于研钵中，分次加入 W/O 型乳剂基质 9.5 g，研匀，即得。

⑤双氯芬酸钾水溶性软膏剂的制备：称取双氯芬酸钾粉末 0.5 g 置于研钵中，分次加入水溶性基质 9.5 g，研匀，即得。

3）注意事项：双氯芬酸钾需先粉碎成细粉（按《中国药典》标准应过 100 目筛）。

4）质量评价：《中国药典》2020 年版四部规定软膏剂、乳膏剂（《中国药典》通则 0109）应进行以下相应检查。

①外观性状：要求色泽均匀一致，质地细腻；无酸败、异臭、变色、变硬现象；乳膏剂不得有油水分离及胀气现象。

②主药含量测定：应采用适宜的溶剂将药物从制剂中提取出来，再进行药物含量测定，测定方法需考虑并排除基质的干扰，回收率应符合要求。

③粒度：除另有规定外，混悬型软膏剂、含饮片细粉的软膏剂照下述方法检查，应符合规定。检查法：取供试品适量，置于载玻片上涂成薄层，薄层面积相当于盖玻片面积，共涂 3 片，照粒度和粒度分布测定法（《中国药典》通则 0982 第一法）测定，均不得检出大于 180 μm 的粒子。

④装量：照最低装量检查法（《中国药典》通则 0942）检查，应符合规定。

⑤无菌：用于烧伤［除程度较轻的烧伤（Ⅰ度或浅Ⅱ度外）］、严重创伤或临床必需无菌的软膏剂与乳膏剂，照无菌检查法（《中国药典》通则 1101）检查，应符合规定。

⑥微生物限度：除另有规定外，照非无菌产品微生物限度检查微生物计数法（《中国药典》通则 1105）和控制菌检查法（《中国药典》通则 1106）及非无菌药品微生物限度标准（《中国药典》通则 1107）检查，应符合规定。

此外，质量评价还应包括物理性质、刺激性、稳定性以及软膏、乳膏中药物的释放、穿透和吸收。

5）比较不同基质的软膏、乳膏剂中药物的释放速度

①取已制备的 5 种双氯芬酸钾软膏、乳膏剂，分别填装于释放装置的供给池中（装填量约为 1.5 cm 高），擦净池口边缘多余的软膏剂，池口用玻璃纸包扎，使玻璃纸无皱褶且与软膏紧贴无气

泡，以保持固有释放面积。

②将上述装有软膏、乳膏剂的供给池置于接收池上（玻璃纸面朝向接收池，并放入小磁子），用夹子紧固两池，将37℃的释放介质蒸馏水装入接收池，排净气泡，并记录接收液体积，将释放装置于37℃±1℃的恒温水浴中，转速适宜（如250 r/min），分别于15 min、30 min、45 min、60 min、90 min、120 min 和 150 min 取样，每次取出全部接收液（或定量吸取5 ml），并同时补加同体积的蒸馏水，按③中含量测定方法测定释放液中双氯芬酸钾的含量。

③含量测定

A. 标准曲线的制备：精密称取经 105℃干燥至恒重的双氯芬酸钾对照品适量，加水溶解并定量稀释成每 1 ml 中含 5 μg、7.5 μg、10 μg、12.5 μg、15 μg 和 17.5 μg 的溶液，照紫外-可见分光光度法（《中国药典》2020 年版四部通则 0401），在 275 nm 的波长处测定吸光度，以浓度为横坐标、吸光度为纵坐标进行线性回归，得标准曲线。

B. 样品含量测定：将各时间样品液在 275 nm 波长处法测定吸光度，将吸光度代入标准曲线中计算药物浓度，并求得各时间药物累积释放量。

④注意事项

A. 一般供试品溶液的吸光度读数，以 0.3～0.7 为宜。在测定释放样品药物含量时，如果吸光度超过 0.8，则用水适当稀释后再测定，测定后要将稀释的倍数代入结果中。

B. 接收池中的释放液注意要加满，不应有气泡。

2. 水杨酸软膏剂的制备及质量检查

（1）油脂性基质软膏的制备

1）处方

水杨酸	0.5 g
液体石蜡	适量
凡士林	7.0 g
制成	软膏

2）制法：取水杨酸置于研钵中，加入适量液体石蜡研成糊状，分次加入凡士林，研匀即得。

（2）水溶性基质软膏的制备

1）处方

水杨酸	0.5 g
羧甲基纤维素钠	0.6 g
甘油	1.0 g
苯甲酸钠	0.05 g
蒸馏水	8.4 ml
制成	软膏

2）制法：将羧甲基纤维素钠置于研钵中，加入甘油研匀，边研边加入苯甲酸钠水溶液，待溶胀后研匀，即得水溶性基质。用此基质同双氯芬酸钾软膏剂制备方法加入药物，制备水杨酸软膏。

（3）乳膏剂的制备

1）O/W 型乳剂基质软膏的制备

①处方

水杨酸	1.0 g
硬脂酸	2.4 g
单硬脂酸甘油酯	0.7 g
白凡士林	0.2 g
羊毛脂	1.0 g
液体石蜡	1.2 g
三乙醇胺	0.08 g
蒸馏水	适量
制成	20.0 g

②制法：将硬脂酸、单硬脂酸甘油酯、白凡士林、羊毛脂和液体石蜡置小烧杯中，于水浴上加热至 80℃左右，搅拌使其熔化。另取三乙醇胺和计算量蒸馏水置另一小烧杯中，于水浴上加热至约 80℃，搅拌混匀。在同温下，将水相以细流状加入油相中，并于水浴上不断顺向搅拌至呈乳白色半固体状，再在室温下搅拌至近冷凝。取水杨酸置研钵中研细（或称取已过筛细粉），然后置软膏板上或研钵中，分次加入制得的 O/W 型乳剂基质，研匀即得。

③注意事项

A. 采用乳化法制备乳剂型基质时，油相和水相混合前应保持温度约 80℃，然后将水相缓缓加到油相溶液中，边加边不断快速顺向搅拌，使制得的基质细腻，若不沿一个方向搅拌，往往难以制得合格的乳剂基质。

B. 水相温度可略高于油相温度。

C. 设计乳剂基质处方时，有时加少量辅助乳化剂，可增加乳剂的稳定性，处方中单硬脂酸甘油酯即为辅助乳化剂。

D. 决定乳剂基质类型的主要是乳化剂的类型，但还应考虑处方中油、水两相的用量比例，例如乳化剂是 O/W 型，但处方中水相的量比油相量少时，往往难以得到稳定的 O/W 型乳剂基质，会因转相生成 W/O 型乳剂基质，且极不稳定。

2）W/O 型乳剂基质软膏的制备

①处方

水杨酸	0.5 g
单硬脂酸甘油酯	1.0 g
固体石蜡	1.0 g
液体石蜡	5.0 g
白凡士林	0.5 g
司盘 80	0.025 g
OP 乳化剂	0.05 g

尼泊金乙酯	0.01 g
蒸馏水	2.5 g
制成	软膏

②制法：将单硬脂酸甘油酯、固体石蜡置小烧杯中，于水浴上加热熔化，再加入白凡士林、液体石蜡、司盘 80，加热完全熔化后混匀，保温于 80℃，将同温的 OP 乳化剂和尼泊金乙酯水溶液加入上述油相溶液中，边加边不断顺向搅拌，至呈乳白色半固体状凝固，即得 W/O 型乳剂基质，用此基质同双氯芬酸钾软膏剂制备方法加入药物，制备水杨酸软膏。

（4）水杨酸软膏剂质量检查及质量评定方法

1）乳剂型软膏基质的类型鉴别

①取软膏剂少许于载玻片上，加苏丹- Ⅲ 油溶液 1 滴，置显微镜下观察，若连续相呈红色，则为 W/O 型乳剂。

②取软膏剂少许于载玻片上，加亚甲蓝水溶液 1 滴，置显微镜下观察，若连续相是蓝色，则为 O/W 型乳剂。

2）稳定性试验：将各类型基质的软膏装入密闭容器中，编号后分别置烘箱（39℃ ± 1℃）、室温（25℃ ± 3℃）和冰箱（5℃ ± 2℃）中 1 个月，检查其含量、稠度、失水、酸碱度、色泽、均匀性、霉变等现象。

3）基质配伍试验：将 5 g 基质与主药按常用浓度制成软膏后，置密闭容器中，储放一定时间，观察基质是否被破坏。

4）药物释放实验

①配制含三氯化铁试液的琼脂基质

A. 处方

琼脂	2 g
林格溶液	100 ml
三氯化铁试液	4 ml
制成	琼脂基质

B. 制法：将琼脂加入林格溶液，浸泡 30 min，在水浴上加热熔化（必要时趁热用纱布过滤），冷至 60℃，加入三氯化铁试液，摇匀，趁热分装于 4 支内径一致的试管中（注意不得混入气泡，可沿管壁倒入），每管上端留 10 mm 空隙，直立静置，室温冷凝备用。

②释药实验：将用不同类型基质配制的水杨酸软膏，分别装满于有琼脂基质的试管中（与管口平齐），注意软膏应与琼脂表面密切接触，不留空隙。装填完后直立放置，并做适当标记，每间隔一定时间测定药物向琼脂渗透的距离（即变色的高度）。

③注意事项

A. 林格溶液的配制

a. 处方

| 氯化钠 | 0.85 g |
| 氯化钾 | 0.03 g |

氯化钙	0.048 g
蒸馏水	加至 100 ml

b. 制法：取处方中三种药物溶解在适量水中，加水至足量混匀即得。

B. 含指示剂的琼脂溶液应新鲜配制，切勿剧烈搅拌，溶液中的少量气泡可在 60℃水浴中静置去除。

C. 含指示剂的琼脂溶液倾入试管时，温度不宜过高并应保持试管垂直，以免冷却后体积收缩，在试管内形成凹液面或斜面，改变药物扩散面积，另外所用试管口径应以 1.5～2.0 cm 为宜。

四、实验结果与讨论

1. 记录实验结果，并对所制软膏剂和乳膏剂进行评价。

2. 将制得的 5 种双氯芬酸钾软膏、乳膏涂布在自己的皮肤上，评价是否细腻，比较 5 种软膏、乳膏的黏稠性与涂布性，讨论 5 种软膏、乳膏中各组分的作用。

3. 记录不同时间双氯芬酸钾的释放量，列于表 2-50 中。

表 2-50 不同软膏、乳膏基质双氯芬酸钾的释放量

时间（min）	释放量（mg）				
	凡士林软膏	单软膏	水溶性基质软膏	O/W 型乳膏	W/O 型乳膏
15					
30					
45					
60					
90					
120					

4. 以释药量对时间作图，得不同基质的双氧芬酸钾软膏、乳膏的释放曲线，讨论 5 种基质中双氯芬酸钾释放速度的差异。

5. 记录 4 种不同类型基质的水杨酸软膏、乳膏中药物释放性能测定结果，列于表 2-51 中，并作曲线用以比较不同类型软膏基质中水杨酸释放的情况。

表 2-51 四种不同类型基质的水杨酸软膏中药物释放性能测定结果

基质类型	扩散色区长度（cm）						
	10 min	20 min	30 min	40 min	60 min	90 min	120 min
油脂性							
乳剂型（O/W）							
乳剂型（W/O）							
水溶性							

五、思考题

1. 油脂性、水溶性软膏和乳膏剂基质的作用特点有哪些？

2. 试比较乳膏剂基质与乳剂在组成和作用等方面有何不同？

3. 在软膏剂与乳膏剂的制备过程中药物如何加入？

4. 影响药物从软膏剂与乳膏剂中释放的因素有哪些？

5. 药物释放实验中，半透膜的选择有何要求？

实验十一 栓剂的制备及评价

一、实验目的

1. 掌握热熔法制备栓剂的工艺和操作要点。

2. 掌握置换价测定方法及应用。

3. 熟悉栓剂基质的分类和应用。

4. 了解栓剂的质量评价。

二、实验原理

栓剂（suppository）是指药物与适宜基质制成的供腔道给药的固体制剂。栓剂因施药腔道的不同，分为直肠栓、阴道栓和尿道栓；因药物释放的不同分为普通栓和以速释、缓释或控释为目的的新型栓剂。栓剂既可以发挥局部作用，也可以发挥全身作用。目前，常用的栓剂有肛门栓（直肠栓）和阴道栓。肛门栓一般做成鱼雷形或圆锥形，阴道栓有球形、卵形、鸭舌形等形状。

栓剂中的药物与基质应混合均匀，外形完整光滑，常温下应为固体，但塞入腔道遇体温时，应能融化、软化或熔化，并与分泌液混合，逐渐释放出药物，发挥局部或全身作用；应无刺激性，有适宜的硬度，以便于使用、包装、储藏。

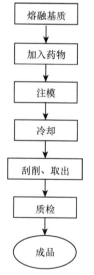

图 2-12 栓剂的制备流程

栓剂基质分为油脂性基质和水溶性基质。常见的油脂性基质有可可豆脂、半合成或全合成脂肪酸甘油酯，水溶性基质有甘油明胶、聚乙二醇、聚氧乙烯（40）硬脂酸酯、泊洛沙姆 188 等。在栓剂的处方中，根据不同目的可加入相应的附加剂，如表面活性剂、稀释剂、吸收促进剂、抗氧剂、润滑剂及防腐剂等。

栓剂的制备方法有搓捏法、冷压法和热熔法 3 种。其中热熔法最为常用，其制备工艺流程见图 2-12。

为了使栓剂冷却成型后易从栓模中推出，模孔内侧应涂润滑剂。对于水溶性基质应涂油溶性润滑剂，如液体石蜡；而对于油溶性基质应涂水溶性润滑剂，如肥皂醑（软皂、甘油各 1 份及 90% 乙醇 5 份组成的混合液）。

为了确定基质用量以保证栓剂剂量的准确，需预测药物的置换价（f）。置换价是主药的重量与同体积基质的重量比值。即 f = 药物密度/基质密度。当基质和药物的密度未知时，可用式（2-6）计算：

$$f = \frac{W}{G - (M - W)} \tag{2-6}$$

式中，W 为每粒含药栓剂中主药的重量，G 为每粒纯基质栓剂的重量，M 为每粒含药栓剂的重量。

根据求得的置换价，计算出每粒栓剂中应加的基质质量（E）为式（2-7）：

$$E = G - \frac{W}{f} \tag{2-7}$$

栓剂的质量评定包括如下内容：主药含量、外形、重量差异、融变时限、释放度及微生物限度等，其中缓释栓剂应进行释放度检查，不再进行融变时限检查。

三、实验内容

（一）实验材料与仪器

1. 实验材料　阿司匹林（100目）、半合成脂肪酸酯、硬脂酸、硬脂酸钠、甘油、乙醇、软皂、液体石蜡、氢氧化钠、蒸馏水等。

2. 实验仪器　蒸发皿、水浴锅、栓模、栓剂融变实验仪等。

（二）实验部分

1. 置换价的测定　以阿司匹林为模型药物，用半合成脂肪酸甘油酯为基质，进行置换价测定。

（1）纯基质栓的制备

1）处方

半合成脂肪酸酯　　　　　10 g

2）制法

①称取半合成脂肪酸酯10 g置蒸发皿中，于水浴上加热，待2/3基质熔化时停止加热，搅拌使全熔。

②待基质呈稍黏稠状态时，灌入已涂有润滑剂的栓剂模型内。

③冷却凝固后，削去模口上溢出部分，脱模，得到完整的纯基质栓数枚，称重，并计算每枚纯基质的平均重量为 G（g）。

（2）含药栓的制备

1）处方

阿司匹林　　　　　　　　3 g

半合成脂肪酸酯　　　　　6 g

2）制法

①称取半合成脂肪酸酯6 g置蒸发皿中，于水浴上加热，待2/3基质熔化时停止加热，搅拌使全熔。

②另称取研细的阿司匹林粉末（100目）3 g，分次加至熔融的半合成脂肪酸酯，不断搅拌使药物均匀分散。

③待呈黏稠状态时，灌入已涂有润滑剂的模型内，冷却凝固后削去模口上溢出部分，脱模得到完整的含药栓数枚，称重，并计算每枚平均重量 M（g/粒），含药量 $W=M \times X\%$，$X\%$ 为药物百分含量。

④置换价的计算：将上述得到的 G、M、W 代入式（2-6），可求得阿司匹林的半合成脂肪酸酯的置换价。

（3）注意事项

1）半合成脂肪酸酯为油溶性基质，随着温度升高，其体积增大，灌模时应注意混合物的温度，温度太高，冷却后栓剂易发生中空和顶端凹陷。另外，若药物混杂在基质中，灌模温度太高则药物易于沉降，影响含量均匀度。灌模温度太低，难以一次性完成灌模。故最好在熔融的含药基质具有一定黏稠度时灌模，灌至模口稍有溢出为度，且要一次完成浇模。灌好的模型应置于适宜的温度下冷却一定时间，冷却的温度不足或时间短，常发生黏模；相反，冷却温度过低或时间过长，则又可产生栓剂破碎。

2）为了保证所测得置换价的准确性，制备纯基质栓和含药栓时应采用同一模具。

2. 阿司匹林（乙酰水杨酸）栓剂的制备

（1）处方

阿司匹林（100目）	6 g
半合成脂肪酸酯	适量
制成	10 枚

（2）制法

1）按上述方法已求得的阿司匹林对半合成脂肪酸酯的置换价，计算每粒栓剂需加的基质重量及 10 枚栓剂需用的基质重量。

2）称取计算量的半合成脂肪酸酯置蒸发皿中，于水浴上加热，待 2/3 基质熔化时停止加热，搅拌使全熔。

3）另称取研细的阿司匹林粉末（100目）6 g，分次加至熔融的半合成脂肪酸酯中，不断搅拌使药物均匀分散。

4）待此含药基质呈黏稠状态时，灌入已涂有润滑剂的模型内，冷却凝固后削去模口上溢出部分，脱模，即得。

（3）注意事项：本品为直肠栓发挥全身作用，用于普通感冒或流行性感冒引起的发热。也用于缓解轻至中度疼痛，如头痛、牙痛、神经痛、肌肉痛、痛经及关节痛等。

（4）质量检查：栓剂的外观（包括外表和内部）、重量、重量差异、融变时限等。

3. 甘油栓的制备

（1）处方①

1）处方

甘油	20 g
硬脂酸	1.6 g
氢氧化钠	0.24 g
蒸馏水	2.8 ml
制成圆锥形肛门栓	10 枚

2）制法：取处方量的水加入氢氧化钠搅拌溶解，加入甘油混合均匀，在水浴上加热至100℃，缓缓加入研细的硬脂酸，不断搅拌，在 85～95℃ 温度下保温，直至溶液澄清，趁热灌入涂有润滑剂的栓模内，冷却凝固后削去模口溢出部分，脱模，得甘油栓。

（2）处方②

1）处方

甘油	18.2 g
硬脂酸钠	1.8 g
制成	10 枚

2）制法

①取处方量的甘油于蒸发皿中，置于水浴上加热，缓缓加入硬脂酸钠细粉，边加边搅拌，并在 85～95℃温度下保温，直至溶液澄清。

②将此溶液趁热注入涂有润滑剂（液体石蜡）的栓模中，冷却凝固后削去模口溢出部分，脱模，即得。

（3）注意事项

1）制备时避免温度过高，搅拌不宜太快，否则引起气泡，使成品浑浊不澄明。

2）处方①中，通过硬脂酸与氢氧化钠的皂化反应而形成硬脂酸钠。

3）本品用于通便。

（4）质量检查：栓剂的外观（包括外表和内部）、重量、重量差异、融变时限等。

1）外观：栓剂的外观应完整光滑，并有适宜的硬度，无变形、发霉及变质等。

2）重量差异：取供试品栓剂 10 粒，精密称定总重量，求得平均粒重后，再分别精密称定各粒的重量。每粒重量与标示粒重相比较（凡无标示粒重应与平均粒重相比较），超出重量差异限度的药粒不得多于 1 粒，并不得超出限度一倍。栓剂的重量差异限度应符合表 2-52 规定。

表 2-52　栓剂的重量差异限度

平均重量	重量差异限度
1.0 g 以下至 1.0 g	±10%
1.0 g 以上至 3.0 g	±7.5%
3.0 g 以上	±5%

3）融变时限：取栓剂 3 粒，在室温下放置 1 h 后，按照《中国药典》2020 年版一部附录ⅫB）规定的融变时限检查装置和方法检查。除另有规定外，脂肪性基质的栓剂 3 粒均应在 30 min 内全部融化、软化和触压时无硬心；水溶性的基质栓剂 3 粒均应在 60 min 内全部溶解。如有 1 粒不合格，应另取 3 粒复试，均应符合规定。

四、实验结果与讨论

1. 记录实验结果，并对所制栓剂进行评价。

2. 实验结果记录于表 2-53 中，并评价其质量。

表 2-53　各种栓剂的质量检查结果

评价指标品名	外观（外表、内部）	重量（g）	重量差异限度（合格否）	融变时限（min）
阿司匹林栓				
甘油栓 1				
甘油栓 2				

3. 比较上述栓剂中所用的基质类型，讨论栓剂基质选择时应考虑的因素。

五、思考题

1. 热熔法制备阿司匹林栓剂应注意哪些问题？

2. 哪些情况下需计算置换价？置换价的计算还有哪些方法？

3. 为什么栓剂要测定融变时限？

实验十二　中药制剂的制备及评价

一、实验目的

1. 通过本实验掌握中药流浸膏剂和中药颗粒剂的制备方法。

2. 熟悉中药流浸膏剂和中药颗粒剂的常规质量要求和质量检查方法。

3. 了解影响中药流浸膏剂和中药颗粒剂质量的因素。

二、实验原理

中药制剂是日常生活中最常见和常用的制剂之一。其制剂种类丰富，常见的有中药膏剂、中药颗粒剂、中药片剂、中药栓剂、中药贴剂、中药喷雾剂等。本实验主要围绕中药流浸膏和中药颗粒剂进行实践操作，以夯实中药制剂学理论知识和强化实验操作能力。

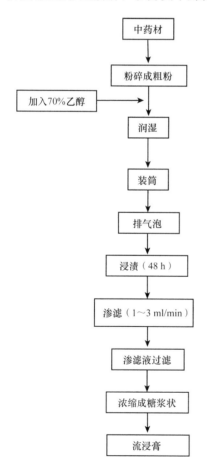

图 2-13　中药流浸膏的制备工艺流程

中药流浸膏系指在应用适宜的溶剂从中药材中浸出有效成分的基础上，将所得浸出液进一步浓缩后制备而成的浓度较高且达到规定标准的一种液体制剂。流浸膏除特别规定外，每毫升流浸膏与原药材 1 g 相当。中药材有效成分的提取是制备流浸膏的关键环节。目前的提取方法主要有煎煮法、浸渍法、渗滤法、水蒸气蒸馏法、超临界法、超声提取法、微波提取法等。本实验桔梗流浸膏的制备中桔梗有效成分的提取主要采用渗滤法。渗滤法是一种将中药材粗粉置于渗滤器内，通过在药粉上部连续加入溶剂，使溶剂在流下的过程中不断渗过药粉，最大限度地浸出中药有效成分的动态浸出方法。为了改善流浸膏等浸出制剂的澄清度和卫生标准，有时需进行适宜的净化处理。中药流浸膏的制备工艺流程如图 2-13 所示。

中药颗粒剂是将中草药的浓缩稠膏（浸膏）加入到部分药粉或赋形剂中混合均匀后制成的具有一定粒度的干燥颗粒状制剂，是目前中药的主要剂型之一。它的主要用法是热水冲服，因此习惯上叫冲剂。《中国药典》2000 年版开始已取消"冲剂"名称，统一为"颗粒剂"，但商品名中还保留"冲剂"二字。中药颗粒剂可分为可溶性颗粒剂、混悬颗粒剂、泡腾颗粒剂、肠溶性颗粒剂、缓释颗粒剂和控释颗粒剂等。中药颗粒剂的制备工艺流程见图 2-13。

三、实验内容

（一）实验材料与仪器

1. 实验材料 桔梗（粗粉）、板蓝根、大青叶、连翘、草河车、糊精、糖粉、50%乙醇、70%乙醇等。

2. 实验仪器 渗滤筒、脱脂棉、木槌、普通天平、研钵、药筛（100目）、制粒用筛网（16目）、酒精计、比重计、塑料袋、分析天平、搪瓷盘、搪瓷盆、刻度烧杯、电烘箱、乙醇回流装置等。

（二）实验部分

1. 桔梗流浸膏的制备

（1）处方

桔梗（粗粉）	60.0 g
乙醇（70%）	适量
制成 60 ml	

（2）制法：按处方称取桔梗粗粉，置于有盖容器中，加乙醇30～40 ml，均匀润湿，密闭放置30 min。另取脱脂棉团用溶剂润湿后平铺于渗滤筒底部，分次将已润湿的桔梗粗粉放入渗滤筒内，每次放入桔梗粗粉后要用木槌均匀压平，并在桔梗粉表面用滤纸覆盖后并加入少许碎瓷石以防溶媒加入时粉末泛起，然后将橡皮管夹放松，将管口向上，缓缓不断地倒入适量70%乙醇并始终保持液面高于药粉数厘米。待溶媒自出口流出时，夹紧螺旋夹，流出液可倒回筒内（量多时可另器保存），加盖浸渍48 h后，缓缓渗滤（1～3 ml/min），先收集药材总量的85%，另器保存，继续渗滤，待可溶性成分完全滤出。将第二次渗滤液60℃以下减压蒸馏，回收乙醇浓缩至糖浆状。然后加入最初滤液混合后，添加适量溶剂达60 ml，静置数日后过滤即可。

（3）注意事项

1）中药药材粉碎应适中，通常选用粗粉。

2）中药药材润湿与浸渍时间因药材与溶剂的种类不同而异，一般使药材充分润湿膨胀为度（15 min 至 6 h）。

3）装柱应分次均匀压平，装粉量应少于筒容积2/3。

4）制备流浸膏时，初滤液应当另器保存。续滤液宜充分浸出有效成分，程度可按溶剂用量以及渗滤液的色、香、味及其化学成分检查方法决定。

5）渗滤速度应当适中，渗滤速度过快将影响中药有效成分的充分浸出，同时也增加了溶剂的消耗，造成浪费。

（4）质量检查

1）外观。

2）乙醇量检查：含乙醇量应为40%～50%。

2. 感冒退热颗粒剂的制备

（1）处方

大青叶	62.5 g

板蓝根	62.5 g
连翘	31.3 g
草河车	31.3 g

制成颗粒剂

（2）制法：中药颗粒剂的制法一般分为煎煮、浓缩、制粒、干燥和包装几个步骤。

1）煎煮：将处方中的四味药适当粉碎后，按处方量称取，置煎煮锅中，加水煎汁。第一煎加水量为生药的 8～10 倍，待沸后，以小火保持微沸状态 0.5～1 h；第二煎加水量为生药的 4～6 倍，煮沸 10～30 min。合并两次煎液，用双层纱布过滤。

2）浓缩：将合并的滤液进行浓缩，先直火加热，浓缩到一定稠度时，再改用低温水浴浓缩，收膏的浓度为 1∶1，即 1 g 稠膏相当 1 g 生药标准的稠厚浸膏。

3）稠膏的处理：当中草药的有效成分溶于稀乙醇时，为了除去杂质并减少服用量，可在稠膏中加入 95% 的乙醇，边加乙醇边搅拌，使乙醇浓度达 60% 左右，静置 12～24 h，滤除沉淀，滤液回收乙醇，蒸发至稠膏状。

4）制粒：称定稠膏的量，加入其 4 倍量的蔗糖粉和 2 倍量的糊精或淀粉作吸收剂，混合均匀，用 66% 乙醇调节干、湿度，过 16 目筛制粒。

5）干燥：将制得的颗粒在 60～80℃进行干燥或减压干燥，必要时用 16 目筛整粒使颗粒均匀一致。

6）包装：把干燥好的颗粒分装于药用塑料袋中，在阴凉干燥处保存。

（3）注意事项

1）该方法为制备中草药颗粒剂的传统方法，根据处方中有效成分的性质，可选用不同的提取、浓缩方法，如用乙醇或其他有机溶剂提取，采用薄膜浓缩干燥、喷雾干燥等可提高有效成分的含量，而且可减少活性成分的损失。

2）制粒过程中稠膏与蔗糖粉的比例，应视膏中所含药物成分的性质及稠膏的含水量决定，一般为 1∶4～1∶2.5，为了减少糖粉用量，也可酌加部分糊精、淀粉或利用处方中部分药物粉末为赋形剂制粒。

3）若制得的颗粒大小悬殊，整粒时先用制粒用筛筛过，再用较细的药筛筛除过细颗粒，保证成品均匀一致，筛除的细粉可重新制粒使用。

4）若处方中含有挥发性成分或香料，可将这些成分溶于适量 95% 乙醇中，雾化喷洒在干燥的颗粒上，或用环糊精包合后制粒。

（4）质量检查

1）性状：干燥的棕色或深棕色颗粒，粒径应均匀；味甜微苦，或味微苦（无糖型）。

2）粒度：除另有规定外，取单剂量包装的颗粒剂 5 包（瓶）或多剂量包装的颗粒剂 1 包（瓶），称定重量，置于药筛内，保持水平状态过筛，左右往返，边筛动边拍打 3 min。不能通过一号筛（2000 μm）与通过五号筛（180 μm）的颗粒和粉末总和，不得超过供试量的 15%。

3）溶解性：除另有规定外，取供试品颗粒剂 10 g，加热水 200 ml，搅拌 5 min。可溶性颗粒剂应全部溶化或轻微浑浊，但不得有异物；混悬性颗粒剂应保持混悬均匀，且均不得有焦屑等异物。

4）装量差异：单剂量包装的颗粒剂应按下述方法检查装量差异，并符合规定。取供试品 10 袋（瓶），除去包装，分别精密称定每袋（瓶）内容物的重量，求出每袋（瓶）内容物的装量与平均装量。每袋（瓶）装量与平均装量相比较［凡无含量测定的颗粒剂，每袋（瓶）装量应与标示装量比较］，超出装量差异限度的颗粒剂不得多于 2 袋（瓶），并不得有 1 袋（瓶）超出限度的 1 倍。多剂量包装的颗粒剂，按最低装量检查法检查，应符合相关规定。

5）干燥失重检查：取供试品 1 g 精密称定，除另有规定外，在 105℃干燥至恒重，含糖颗粒应在 80℃减压干燥，减失重量不得超过 2%。

四、实验结果与讨论

1. 记录实验结果，并对所制中药制剂进行评价。

（1）桔梗流浸膏的质量检查

1）外观性状描述。

2）含醇量测定结果：含醇量为_____%。

3）将制备过程中的醇用量及含醇量数据填入表 2-54，根据制备桔梗流浸膏溶剂实际消耗乙醇量，回收乙醇量等，求出损耗乙醇百分率。

表 2-54　桔梗流浸膏的乙醇物料平衡数据表

消耗记录	用量	折合成 95% 乙醇量	获得记录	含醇量	折合成 95% 乙醇量
70% 乙醇润湿药材			成品流浸膏		
出滤液醇用量			回收乙醇		
渗滤过程醇用量			损耗		
稀释膏体醇用量					
总计醇用量			总计		

（2）感冒退热颗粒剂的质量检查

1）粒度检查：记录 5 袋颗粒剂的重量_____g，大于一号筛的颗粒重量_____g，小于五号筛的颗粒重量_____g，这部分颗粒占总重量的_____%，说明是否合格。

2）溶化性检查：取 1 袋感冒退热冲剂进行溶化性检查，加 20 份热水，搅拌 5 min。观察结果：澄清、混悬、焦屑等杂质。

3）重量差异检查：将重量差异检查结果填入表 2-55 中，检查是否合格，并讨论。

表 2-55　重量差异检查结果（每袋剂量：___g）

编号	重量（g）	差异（g）	差异百分比（%）	编号	重量（g）	差异（g）	差异百分比（%）
1				6			
2				7			
3				8			
4				9			
5				10			

4）干燥失重检查：颗粒干燥恒重前精密称重_____g，颗粒干燥恒重后精密称重_____g，减失重量_____%。

2. 请分别对桔梗流浸膏和感冒退热颗粒剂进行处方分析，写出处方中各成分的作用，并写出制备过程中各步骤的目的。

五、思考题

1. 渗滤法基本原理及其操作注意事项是什么？

2. 影响桔梗流浸膏稳定性的主要因素有哪些？简述其稳定化措施。

3. 桔梗流浸膏中有含乙醇量的规定，其意义何在？

4. 本实验中制得的中药颗粒剂属哪种类型的颗粒剂？

5. 在生药材的提取和浓缩过程中为何进行醇沉处理？

实验十三　固体分散体的制备及评价

一、实验目的

1. 掌握熔融法制备固体分散体的制备工艺。

2. 熟悉固体分散体的鉴定方法。

3. 了解固体分散体在药剂学上的应用。

二、实验原理

固体分散体是将难溶性药物高度分散在适宜的固体材料中所形成的固体分散物。药物以分子、胶态、微晶或无定形状态等形式均匀分散在固体载体材料中，以提高药物分散度、减小药物粒径、增加表面积、提高药物的溶出速度。

固体分散体的载体材料可分为水溶性、难溶性和肠溶性 3 类，水溶性载体材料为高分子聚合物、表面活性剂、有机酸及糖等，其中以聚乙烯吡咯烷酮、聚乙二醇类较为常用。难溶性载体为乙基纤维素、胆固醇、β-谷甾醇、棕榈蜂蜡、巴西棕榈蜡等。肠溶性载体材料为醋酸纤维素酞酸酯、羟丙基甲基纤维素酞酸酯等。

固体分散体的制备方法有熔融法、溶剂法、溶剂-熔融法等。熔融法是将药物与载体混匀，加热至熔融，将熔融物在剧烈搅拌下迅速冷却至固体，或将熔融物倒在不锈钢板上，使成薄层，骤冷迅速成固体，然后将所制固体置于干燥器中，在一定温度下放置。溶剂法又称共沉淀法，即将药物与载体材料共同溶于有机溶剂中，蒸去有机溶剂后使药物与载体材料同时析出，得到共沉淀固体分散体，经干燥即得。溶剂-熔融法是先将药物溶于少量有机溶剂中，然后将此溶液加入已熔融的载体中搅拌均匀，冷却固化后得到固体分散体。

三、实验内容

（一）实验材料与仪器

1. 实验材料　蒸发皿、研钵、微孔滤膜、移液管、量瓶、分析天平、水浴锅、不锈钢盘、干燥器等。

2. 实验仪器　聚乙二醇 6000（PEG 6000）、布洛芬、氢氧化钠（NaOH）、蒸馏水、无水乙醇等。

（二）实验部分

布洛芬固体分散体的制备

（1）处方

| 布洛芬 | 1 g | PEG 6000 | 9 g |

（2）制法

1）固体分散体的制备：按处方量称取布洛芬及 PEG 6000，置于蒸发皿中混匀，置水浴上加热至熔融；将熔融物倒在不锈钢盘上，使成薄层，置于冰箱中冷冻，熔融物骤冷迅速成固体，冷却 10 min，粉碎，即得。

2）物理混合物的制备：按处方量称取布洛芬、PEG 6000，置于研钵中研磨混合均匀，即得。

（3）质量检查

溶解度的测定

1）标准曲线的制作：精密称定干燥至恒重的布洛芬对照品 30 mg，置于 50 ml 量瓶中，用 0.4% NaOH 溶液溶解并稀释至刻度，摇匀。精密吸取上述溶液 1.0 ml、3.0 ml、5.0 ml、7.0 ml、9.0 ml 分别置于 10 ml 量瓶中，用 0.4% NaOH 溶液稀释至刻度，摇匀。于 265 nm 处测定吸光度（A）。以吸光度对浓度回归，求出标准曲线方程。

2）布洛芬原料药溶解度的测定：精密称定 0.05 g 布洛芬原料药，加 20 ml 水溶解，0.45 μm 微孔滤膜过滤，取续滤液 9 ml 置于 10 ml 量瓶中，加 0.4% NaOH 溶液稀释至刻度，摇匀。在波长为 265 nm 处测定吸光度，记为 A_1。

3）物理混合物中布洛芬溶解度的测定：精密称定布洛芬的物理混合物 0.5 g（相当 0.05 g 布洛芬），加水 20 ml，搅拌 5 min，0.45 μm 微孔滤膜过滤，取续滤液 9 ml 置于 10 ml 量瓶中，加 0.4% NaOH 溶液稀释至刻度，摇匀，在波长为 265 nm 处测定吸光度，记为 A_2。

4）固体分散体中布洛芬溶解度的测定：取布洛芬的固体分散体 0.5 g（相当于 0.05 g 布洛芬）精密称定，加水 20 ml，搅拌 5 min，0.45 μm 微孔滤膜过滤，取续液 9 ml 置于 10 ml 量瓶中，加 0.4% NaOH 溶液稀释至刻度，摇匀，在波长为 265 nm 处测定吸光度，记为 A_3。将以上测的吸光度 A_1、A_2、A_3 分别带入标准曲线方程，计算每种样品中布洛芬的溶解度。

（4）注意事项

1）熔融法制备固体分散体的关键在于熔融物料的骤冷，故将熔融的物料倾倒在不锈钢盘内，将此盘置于冰箱冷冻室内保存。粉碎和称量操作注意快速进行，以免吸潮。

2）共沉淀物蒸去溶剂后，倾入不锈钢板上应迅速冷凝固化，有利于提高共沉淀物的溶出速度。

四、实验结果与讨论

将原料药、物理混合物、固体分散体中布洛芬溶解度测定结果填入表 2-56。

表 2-56　布洛芬溶解度测定结果

样品	A 值	溶解度（mg/ml）
原料药		
物理混合物		
固体分散体		

五、思考题

1. 简述固体分散体速释和缓释的原理。

2. 简述制备固体分散体的目的及意义。

3. 固体分散体在储藏期内容易发生老化现象，如何延缓其老化、提高稳定性？

4. 比较原料药、物理混合物、固体分散体的溶解度，并对此做出合理解释。

实验十四　包合物的制备及评价

一、实验目的

1. 掌握饱和水溶液法和研磨法制备包合物的工艺及包合物形成的验证方法。

2. 熟悉 β-环糊精的性质和包合物的其他制备方法。

3. 了解 β-环糊精包合物在药剂学中的应用。

二、实验原理

包合物是一种分子囊，是利用包合技术将具一定形状和大小的小分子（客分子）全部或部分包藏入具一定形状的大分子（主分子）的空穴结构中形成的一类特殊的络合物。客分子太小，则形成的包合物不稳定；客分子太大，则难于嵌入主分子。

包合物有多种类型，以环糊精为包材制备的包合物为单分子包合物。环糊精分子由数个葡萄糖环组成。常用的 α-、β-、γ-环糊精，分别具有 6、7、8 个葡萄糖单元，其分子结构上有一定大小的空穴，具有空穴内部疏水、外部亲水的特性。环糊精形成的包合物在水溶液中仍以包合物的形式存在，这样大大减少原来药物分子与周围环境的接触，从而改善了药物的稳定性。

主分子目前用得最多的是由 7 个 D-葡萄糖环合而成的 β-环糊精。环糊精包合物的制备方法很多，有饱和水溶液法、研磨法、喷雾干燥法、冷冻干燥法、超声波法等，其中以饱和水溶液法（亦称重结晶法、共沉淀法）最常用。

三、实验内容

（一）实验材料与仪器

1. 实验材料　薄荷油、β-环糊精、蒸馏水、无水乙醇等。

2. 实验仪器　电子天平、烧杯、量筒、玻棒、圆底烧瓶，温度计、水浴锅、干燥箱、控温搅拌器等。

（二）实验部分

薄荷油 β-环糊精包合物的制备

（1）处方

薄荷油	1 ml
β-环糊精	8 g
蒸馏水	加至 100 ml

（2）制法：称取 β-环糊精 8 g，置于 250 ml 烧杯中，加蒸馏水 100 ml，加热溶解制成饱和水

溶液，冷却并恒温至 50℃备用。取薄荷油 1 ml，搅拌下缓慢滴入此 β-环糊精饱和水溶液中。继续于 50℃恒温搅拌 1.5 h 后，置冰箱中冷却，待沉淀完全后抽滤，用无水乙醇洗涤，每次 5 ml，共 3 次，至表面无油渍为止。所得沉淀于 40℃下减压真空干燥，即得包合物，称重，计算收率。

（3）质量检查

1）外观性状：观察所制包合物的外观性状。

2）薄层色谱分析（TLC）

①样品的制备：取薄荷油 β-环糊精包合物 0.5 g，加 95% 乙醇 2 ml 溶解，滤过，滤液为样品 a；薄荷油 2 滴，加 95% 乙醇 2 ml 溶解为样品 b。

② TLC 条件：取样品 a 与 b 点于同一硅胶板上，含 15% 石油醚的乙酸乙酯（体积分数）为展开剂。展开前将薄层板置展开槽中饱和 5 min，斜行展开，以 1% 香荚兰醛硫酸液为显色剂，喷雾烘干显色。

3）差示热分析（DTA）：薄荷油为样品 a，β-环糊精为样品 b，包合物为样品 c，薄荷油与 β-环糊精的混合物为样品 d，按以下条件进行 DTA 分析：Al_2O_3 为参比物，静态空气为气氛，量程为 ±100 μV，升温速度为 10℃/min，绘制 4 种样品的 DTA 图谱。

4）挥发油测定：称取所剩的全部包合物，置于 500 ml 圆底烧瓶中，加水 300 ml，用挥发油提取器提取薄荷油，记录体积（1 ml 薄荷油约重 0.9 g）。

（4）注意事项

1）本实验采用饱和水溶液法制备包合物，主分子 β-环糊精在 25℃时水中溶解度为 1.85%，但在 50℃时溶解度可增加至 4.0%。故在实验过程中，应控制好温度。包合过程结束后，通过降低温度使包合物从水中析出沉淀。

2）包封率取决于环糊精种类、药物与环糊精的配比量及包合时间，应按照实验内容的要求进行操作。

四、实验结果与讨论

1.包合物的收率、含油率（含药量）及油的利用率（包合率）的计算

$$包合物的收率（\%）=\frac{包合物的重量（g）}{β\text{-}环糊精用量（g）+投药量（g）}×100\% \qquad (2\text{-}8)$$

$$包合物的含药量（\%）=\frac{包合物中药物的重量（g）}{包合物的重量（g）}×100\% \qquad (2\text{-}9)$$

$$包合率（\%）=\frac{包合物中药物的重量（g）}{投药量（g）}×100\% \qquad (2\text{-}10)$$

2.包合物的验证

（1）绘制薄荷油 β-环糊精包合物的 TLC 图，比较包合前后薄荷油的特征斑点及 Rf 情况，说明包合物的形成。

（2）绘制 DTA 图谱，比较药物包合前后特征峰的峰形及所对应的温度，说明包合物的形成。

3.对所制备的薄荷油 β-环糊精包合物进行评价。

五、思考题

1. 包合物有哪些特点？哪些药物适合制成包合物？

2. 制备包合物的方法除饱和水溶液法、研磨法外，还有哪些方法？各有何特点？

3. 验证包合物的方法除 TLC 和 DTA 法外还有哪些？

4. 本实验中应注意哪些关键操作？

5. 本实验为什么选取 β-环糊精为主分子，它有什么特点？除此之外，常用的环糊精衍生物包合材料有哪些？其适用性如何？

实验十五　微囊的制备及评价

一、实验目的

1. 掌握以阿拉伯胶、明胶做囊材，用复凝聚法制备微囊的基本原理与工艺方法。

2. 掌握单凝聚法制备微囊的基本原理与工艺方法。

3. 了解微囊形成的条件，以及影响成囊的因素及控制方法。

二、实验原理

微囊是微型胶囊的简称，是以天然或合成的高分子材料作为囊材，将固体或液体药物（囊心物）包裹而成的药库型微小胶囊，其粒径通常为 1～250 μm。药物制成微囊后，具有靶向与缓释、掩盖药物不良气味、提高药物稳定性、液态药物固态化、减少复方配伍禁忌等特点。

常用的囊材分为天然高分子材料（明胶、阿拉伯胶、海藻酸盐、壳聚糖、淀粉等）、半合成高分子材料（羧甲基纤维素钠、邻苯二甲酸醋酸纤维素、乙基纤维素等）和合成高分子材料（聚乳酸、聚酰胺等）。

微囊的制备方法很多，可归纳为物理化学法、化学法和物理机械法三大类，可根据药物的性质、囊材的性质与制备条件不同而加以选择。其中单凝聚法和复凝聚法应用较广，是水不溶性固体或液体药物制备微囊常用的方法，是物理化学法中比较简单的两种方法。

复凝聚法的基本原理：利用两种带有相反电荷的高分子材料作为囊材，将囊心物分散在囊材的水溶液中，在一定条件下，当两种具有相反电荷的亲水胶体溶液相遇时，则由于电荷中和而产生凝聚，将药物包裹而形成微囊。本实验以明胶与阿拉伯胶为囊材，采用复凝聚法制备鱼肝油微囊。阿拉伯胶为带负电荷的多聚糖，明胶在等电点以上带负电荷，在等电点以下带正电荷，将药物先与阿拉伯胶溶液制成乳剂或混悬剂，在 40～60℃下与等量的明胶溶液混合，此时由于明胶溶液带少量正电荷，并不发生凝聚现象。用乙酸调节 pH 至明胶的等电点 4.5 以下（3.8～4.0），使明胶全部带正电荷，与带负电荷的阿拉伯胶产生凝聚并包裹在药物周围形成微囊。这时的微囊比较"软"，降低温度至胶凝点以下，因胶凝而成为较硬的微囊，再加入交联剂甲醛，甲醛与明胶发生醛胺缩合反应而使明胶分子相互交联固化。最后用 20% 氢氧化钠溶液调节 pH 至 8.0～9.0，以增强甲醛与明胶的交联作用。

单凝聚法的基本原理：以一种高分子化合物为囊材，将药物分散在囊材的水溶液中，然后加入凝聚剂（强亲水性非电解质或强亲水性电解质），由于凝聚剂夺走了囊材胶粒上水合膜中的水，致使体系中囊材的溶解度降低而凝聚出来，形成含药微囊。这种凝聚作用是可逆的，可利用这种可逆性使凝聚过程反复多次，直至制成满意的微囊。再利用囊材的某些理化性质，使形成的凝聚囊胶凝并固化，形成稳定的微囊。

三、实验内容

（一）实验材料与仪器

1. 实验材料 鱼肝油、对乙酰氨基酚、硫酸钠、阿拉伯胶、明胶（A 型）、乙酸、甲醛、氢氧化钠、盐酸等。

2. 实验仪器 电子天平、pH 计、磁力搅拌器、显微镜等。

（二）实验部分

1. 复凝聚法制备鱼肝油微囊

（1）处方

鱼肝油	1.0 ml
阿拉伯胶	2.5 g
明胶（A 型）	2.5 g
10% 乙酸溶液	适量
37% 甲醛溶液	1.25 ml
20% 氢氧化钠溶液	适量
蒸馏水	适量

制成微囊

（2）制法

1）制备明胶溶液：称取明胶，用适量蒸馏水浸泡，使其充分溶胀后，加蒸馏水至 50 ml 并加热使其溶解充分（注意温度不要超过 70℃），置于水浴中恒温 50℃备用。

2）制备鱼肝油乳：称取阿拉伯胶 2.5 g，加入鱼肝油 1 ml，于干燥研钵内研磨混匀，然后加入 5 ml 蒸馏水，迅速沿同一方向研磨至初乳形成，再加蒸馏水至 50 ml，于水浴中恒温 50℃备用。同时，在显微镜下观察乳滴的形状并记录。

3）制备微囊：将明胶溶液加入鱼肝油乳中，不断搅拌，测定混合液的 pH，显微镜下观察是否成囊，记录结果。根据测得的混合液 pH，在不断搅拌下，用 10% 乙酸溶液调节混合液 pH 至 3.8~4.0，显微镜下观察是否成囊，记录结果。

4）固化囊膜：在不断搅拌下，将 200 ml 40℃的蒸馏水加至微囊液中，将微囊液自水浴中取出，不断搅拌，自然冷却，待温度降至 32~35℃时，置冰浴中，继续不断搅拌，使温度急速降低至 5~10℃，加入 37% 甲醛溶液 1.25 ml（用蒸馏水稀释一倍后加入），搅拌 15 min，再用 20% 氢氧化钠溶液调其 pH 至 8.0~9.0，继续搅拌 45 min，于显微镜下观察是否成囊，并绘制固化囊的形态。

5）收集微囊：将烧杯静置，除去液面悬浮的泡沫，抽滤，用蒸馏水洗至无甲醛气味，pH 近中性，抽干，加 3% 硬脂酸镁，过 16 目筛制粒，50℃干燥，即得。

（3）注意事项

1）复凝聚工艺制成的微囊不可室温或低温烘干，以免粘连成块。欲得固体，可加辅料制成颗粒；欲得其他微囊剂型，可暂混悬于蒸馏水中。

2) 操作过程中的水均系蒸馏水或去离子水，否则可能因有离子存在而干扰凝聚成囊。

3) 制备微囊的搅拌速度要适中，太慢微囊粘连，太快微囊变形。

4) 固化前切勿停止搅拌，以防微囊粘连。

2. 单凝聚法制备对乙酰氨基酚明胶微囊

（1）处方

对乙酰氨基酚	2 g
明胶	2 g
10% 盐酸溶液	适量
40% 硫酸钠溶液	适量
37% 甲醛溶液	1.25 ml
20% 氢氧化钠溶液	适量
蒸馏水	适量

制成微囊

（2）制法

1) 对乙酰氨基酚混悬液的制备：取明胶，用适量蒸馏水浸泡溶胀后，加水至 40 ml 并加热使其充分溶解（注意温度不要超过 70℃），另取乙酰氨基酚置于研钵中，以明胶溶液加液研磨，尽量使混悬液的颗粒细小、均匀，在显微镜下观察混悬颗粒并记录。

2) 微囊的制备：将乙酰氨基酚混悬液转入 500 ml 烧杯中，加适量蒸馏水使总量为 60 ml，用 10% 盐酸溶液调 pH 至 3.5～3.8，于 50℃ 水浴恒温。在不断搅拌下滴加适量 40% 硫酸钠溶液，至显微镜下观察到微囊形成并绘图，记录所需硫酸钠溶液体积及此成囊体系的体积，得凝聚囊。将所得凝聚囊倾入硫酸钠稀释液中（硫酸钠稀释液的浓度比成囊体系中硫酸钠浓度大 1.5%，用量为成囊体系体积的 3 倍以上，液温为 5～10℃），搅拌使凝聚囊分散，静置沉降，倾去上清液，用适量硫酸钠稀释液洗 2～3 次，除去多余的明胶，即得沉降囊，于显微镜下观察并绘制沉降囊的形态。

3) 囊膜固化：将所得沉降囊混悬于 400 ml 硫酸钠稀释液中，搅拌下加入 37% 甲醛溶液 1.25 ml（用蒸馏水稀释一倍后加入），继续搅拌 15 min 后，用 20% 氢氧化钠溶液调节 pH 至 8.0～9.0，继续搅拌 30～45 min，于显微镜下观察并绘制固化囊的形态。

4) 微囊的收集：静置沉降，倾去上清液，抽滤，用蒸馏水洗至无甲醛气味，pH 近中性，抽干，加 3% 硬脂酸镁，过 16 目筛制粒，50℃ 干燥即得。

（3）注意事项

1) 由于 40% 硫酸钠溶液的浓度较高，温度低时，易析出结晶，故配制后应加盖放置于约 50℃ 下保温备用。

2) 凝聚成囊后，在不停搅拌的条件下，立即计算硫酸钠稀释液的浓度。若制备凝聚囊时用去硫酸钠溶液 21 ml，所制备的药物分散在囊材溶液中的混悬液体积为 60 ml，则形成凝聚囊时，成囊体系中硫酸钠的浓度为 [(40% × 21 ml) ÷ 81 ml]× 100% = 10.37%，该浓度增加 1.5%，即 (10.37% + 1.5%) = 11.87%，此即为所配硫酸钠稀释液的浓度，稀释液用量为形成凝聚囊的成囊体系体积的 3 倍以上（如 300 ml），液温 5～10℃，这样可保持成囊时的囊形。若稀释液的浓度过高或过低时，可使囊粘连成团或溶解。

3）成凝聚囊后，加入稀释液得沉降囊，在用稀释液反复洗沉降囊时，只需倾去上清液，不必过滤，目的是除去未凝聚完全的明胶，以免加入固化剂时明胶交联形成胶状物。固化后的微囊可过滤抽干，然后加入辅料制成颗粒，或可混悬于蒸馏水中放置，备用。

4）囊心物为难溶性液体药物或固体药物，只要不与固化剂起化学反应的，均可按上述处方与工艺操作，经适当调整制成微囊。

四、实验结果与讨论

1. 绘制微囊的形态图，并绘制出微囊制备过程中于显微镜下观察到的各步骤的形态与现象。

2. 分析处方中各成分的作用，对所制得的微囊进行评价。

五、思考题

1. 影响复凝聚法制备微囊的关键因素是什么？在实验中应如何进行控制？

2. 复凝聚法与单凝聚法制备微囊的基本原理是什么？

3. 影响微囊大小和形状的因素有哪些？

实验十六　脂质体的制备及评价

一、实验目的

1. 掌握薄膜分散法制备脂质体的工艺及脂质体包封率的测定方法。

2. 熟悉脂质体形成的原理、载药机制及作用特点。

3. 了解脂质体"被动载药"和"主动载药"及其优缺点。

二、实验原理

脂质体（liposome）是一种类似生物膜结构的类脂双层微小囊泡，可作为药物载体。制备脂质体的膜材主要有磷脂和胆固醇等类脂成分。当两亲性的磷脂分子分散于水相时，磷脂的疏水尾部倾向于聚集在一起，避开水相；而亲水头部则暴露在水相，形成具有双分子层结构的封闭囊泡，即脂质体。用于制备脂质体的磷脂有中性磷脂，如磷脂酰胆碱等；负电荷磷脂，如磷脂酸、磷脂酰甘油等；正电荷磷脂，如硬脂酰胺、油酰基脂肪胺衍生物等。胆固醇作为生物膜的重要成分之一，它自身不形成脂质双分子层，但当它与磷脂混合使用时，可以有效调节双分子层的流动性，以得到稳定的脂质体结构。

根据脂质体的结构，可将脂质体分为 2 大类。①单室脂质体（unilamellar vesicles，ULVs），又分为小单室脂质体（small unilamellar vesicles，SUVs）和大单室脂质体（large unilamellar vesicles，LUVs），SUVs 直径一般在 20~50 nm，而 LUVs 直径一般大于 60 nm；②多室脂质体（multilamellar vesicles，MLVs），是双分子脂质膜与水交替形成的具有多层结构的囊泡，粒径一般为 100 nm~5 μm。

当前，脂质体具有多种制备方法，可以根据包载药物的性质或需要进行不同的选择。

1. 薄膜分散法　是脂质体最为经典的制备方法。系将磷脂等膜材（可含脂溶性药物）溶于适量的溶剂中，置于旋转蒸发下除去溶剂，使脂质在瓶壁上形成薄膜。随后，加入水溶液（可含水溶性药物)振摇,可形成多室脂质体,经超声处理后可得小单室脂质体。该方法操作简单,对设备要求低,但制备的脂质体药物包封率较低。

2. 溶剂注入法 是将磷脂等脂质溶解在乙醇等有机溶剂中制成有机相,在搅拌下将其缓慢滴入水相(可含药),除去乙醇,继续搅拌即可得到脂质体。

3. 逆向蒸发法 是将磷脂等膜材溶于有机溶剂中,加入待包封药物的水溶液混合并乳化,随后除去有机溶剂即可形成脂质体。该法制备的脂质体一般为大单室脂质体,适合于包载水溶性药物、大分子药物。

4. 超临界流体法 由于超临界流体(通常选用经济无毒的 CO_2)在临界点具有气、液两相特点,即黏度低,密度大,有良好的流动性和溶解特性,可以作为脂质材料的溶剂或助溶剂,在脂质体制备方面也有着特殊的优势。

5. 熔融法 此法适于制备多相脂质体,制得的脂质体物理稳定性好,可加热灭菌。

脂质体进行载药时,根据药物装载机制的不同,可分为"被动载药法"和"主动载药法"两种。"被动载药法",即将药物溶于水相或有机相中,然后直接制备含药脂质体。对于脂溶性较高的药物,"被动载药法"制备得到的含药脂质体具有较高的包封率。而"主动载药法"则是首先制备得到脂质体,利用脂质体内外水相的离子或化合物梯度进行载药,使水溶性或两亲性药物主动跨过脂质双分子层进入脂质体内水相。常见的浓度梯度法有 pH 梯度法、硫酸铵梯度法、乙酸钙梯度法等。

脂质体最常见的质量评价指标有形态、粒径、粒径分布及药物包封率等。其中,药物包封率是评价脂质体内在质量的一个重要参数。计算药物包封率时首先需要分离载药脂质体和未包载的游离药物。常用的分离方法有过膜法、超速离心法、透析法、葡聚糖凝胶法、阳离子交换树脂法等。本实验采用紫外分光光度法来测定脂质体的药物包封率,该法具有操作简便、精密度好、结果可靠等优点。"紫外分光光度法"是一种根据物质对不同波长紫外线的吸收程度不同而对物质组成进行分析的方法。首先采用过膜法将溶液中的游离药物(如本实验中的姜黄素在水中溶解度极小,无法通过滤膜,而脂质体可通过滤膜)与脂质体进行分离,利用紫外分光光度法在 $200\sim800$ nm 处测定其吸光度值,计算姜黄素脂质体中包封的药物量,以此测定药物的包封率。

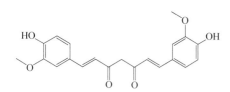

图 2-14 姜黄素的化学结构式

本实验以姜黄素为模型药物,采用"被动载药法"制备姜黄素脂质体,并对其质量进行评价。姜黄素是一种常见的食用型染料,具有抗炎、抗氧化、降血脂等作用,因其安全、无毒且具有多种治疗特性而广泛作为替代药物和补充剂,其化学结构如图 2-14。

三、实验内容

(一)实验材料与仪器

1. 实验材料 姜黄素、姜黄素对照品、大豆磷脂、胆固醇、三氯甲烷、无水乙醇、甲醇、磷酸二氢钾($KH_2PO_4 \cdot 2H_2O$)、0.1 mol/L 氢氧化钠溶液等。

2. 实验仪器 电子天平、恒温水浴锅、磁力搅拌器、旋转蒸发仪、光学显微镜、0.8 μm 微孔滤膜、紫外-可见分光光度计等。

（二）实验部分：被动载药法制备姜黄素脂质体

1. 空白脂质体的制备

（1）处方

大豆磷脂	0.4 g
胆固醇	0.1 g
三氯甲烷	适量
制成脂质体	25.0 ml

（2）制法

1）磷酸盐缓冲液（PBS，pH≈6.5）的配制：精密称取磷酸二氢钾 6.8 g，加入 0.1 mol/L 氢氧化钠溶液 152 ml，搅拌溶解，用水稀释定容至 1000 ml，混匀待用。

2）精密称取处方量大豆磷脂、胆固醇置于 250 ml 烧瓶中，加入适量三氯甲烷超声溶解，于 45℃ 恒温水浴中，利用旋转蒸发仪使脂质的三氯甲烷溶液在瓶壁上成膜，减压除去三氯甲烷，制备均匀的类脂薄膜。

3）加入上述已配制好的 PBS 溶液 25 ml，常压旋转水化 2 h 后，置于冰水浴中超声分散，混匀即得空白脂质体，备用。

2. 姜黄素脂质体的制备

（1）处方

大豆磷脂	0.4 g
胆固醇	0.1 g
姜黄素	0.01 g
三氯甲烷	适量
制成脂质体	25.0 ml

（2）制法

1）精密称取处方量大豆磷脂、胆固醇和姜黄素置于 250 ml 烧瓶中，加入适量三氯甲烷超声溶解，于 45℃ 恒温水浴中，利用旋转蒸发仪使脂质的三氯甲烷溶液在瓶壁上成膜，减压除去三氯甲烷，制备均匀的类脂薄膜。

2）加入上述已配制好的 PBS 溶液 25 ml，常压旋转水化 2 h 后，置于冰水浴中超声分散，混匀即得姜黄素脂质体。

3）在油镜下观察所制备的脂质体形态，记录最大和最多的脂质体粒径；利用 0.8 μm 的微孔滤膜对脂质体溶液进行过滤（2 次），再于油镜下观察脂质体的形态，记录过滤后的最大和最多的脂质体粒径。

3. 注意事项

（1）磷脂和胆固醇的三氯甲烷溶液应澄清，且不能在水浴中放置太长时间。磷脂和胆固醇的比例可适当调整。

（2）磷脂和胆固醇形成的薄膜应尽量薄。

（3）水化过程中，一定要充分保证所有脂质水化。

4. 质量检查

（1）形态：用显微镜观察脂质体的形态，一般为分散均匀的圆形或椭圆形。姜黄素脂质体应为橙黄色溶液。

（2）粒径：通过显微镜观察其最大粒径与最多粒径。

（3）包封率：测定药物的包封率。

5. 姜黄素脂质体包封率的测定

（1）对照品溶液的配制：精密称取姜黄素对照品 10.0 mg，用无水乙醇溶解，置于 100 ml 量瓶中，加入无水乙醇溶解定容至刻度，配制成 0.1 mg/ml 的姜黄素对照品溶液，避光保存。

（2）姜黄素标准曲线的制备：精密吸取上述姜黄素对照品液，用无水乙醇稀释配制成质量浓度分别为 1.6 μg/ml、3.1 μg/ml、6.2 μg/ml、12.5 μg/ml、25.0 μg/ml 的对照品溶液。于 420～450 nm 波长下测定吸光度，以浓度为横坐标，吸光度为纵坐标，得标准曲线方程。

（3）包封率的测定：采用过膜法和紫外分光光度法测定脂质体包封率。首先将制备的姜黄素脂质体过 0.8 μm 的微孔滤膜后，精密移取过膜后的姜黄素脂质体 0.5 ml 于甲醇中，定容至 5 ml，超声 25 min，离心后取上清液 0.3 ml，加入无水乙醇适量进行稀释，测得吸光度 A_1。另取未过膜的姜黄素脂质体 0.5 ml，按上述方法进行处理，测得吸光度 A_2，计算姜黄素脂质体包封率。另取空白脂质体也按上述方法处理后，检测其在 420～450 nm 处是否有吸收，对姜黄素脂质体包封率的检测是否存在干扰，并按公式（2-11）计算包封率。

$$包封率（\%）= [(A_1 \times t_1)/(A_2 \times t_2)] \times 100\% \tag{2-11}$$

式中，A_1 为系统中包封药量的吸光度；A_2 为系统中包封与未包封药物的吸光度；t_1 与 t_2 为稀释倍数。

四、实验结果与讨论

记录上述实验结果，并对所制备的脂质体进行质量评价。

（1）脂质体的形貌及粒径：用显微镜观察脂质体的形貌，并记录其粒径大小，填入表 2-57 中。

表 2-57　脂质体的形态及粒径结果

脂质体类别	形态	最大粒径（μm）	最多粒径（μm）	备注
空白脂质体				
姜黄素脂质体				

（2）脂质体的包封率：测定被动法载药脂质体的包封率，填入表 2-58 中。

表 2-58　脂质体包封率结果

脂质体类别	包封率	备注
空白脂质体		
姜黄素脂质体		

五、思考题

1. 脂质体作为一种药物载体，与"乳剂""胶束""聚合物囊泡"之间有什么区别？

2. 请问如何选择脂质体的制备方法，这些方法都有什么优缺点？

3. 影响药物包封率的因素有哪些，如何提高药物包封率？

4. 在制备载药脂质体时如何选择"主动载药法"和"被动载药法"，它们都有哪些优缺点？

实验十七　青霉素 G 钾盐稳定性评价

一、实验目的

1. 掌握影响青霉素 G 钾盐稳定性的主要因素及稳定性方法。

2. 熟悉注射剂处方设计中稳定性考察的常规实验方法。

3. 熟悉如何用化学动力学方法预测药物的稳定性。

二、实验原理

药物制剂要求安全、有效、稳定。如果稳定性差则药物容易变质，而使用变质的药物不仅达不到预期疗效，甚至会产生其他严重不良反应。注射剂是一类重要的药物剂型，是将药物制成的供注入体内的无菌溶液、乳状液和混悬液及供临用前配制成溶液或混悬液的无菌粉末。注射剂直接进入体内，危险性相对较大，因此注射剂的稳定性相较其他剂型更为重要。一般来说，药物制剂储存过程中发生药物降解反应是导致药物不稳定的主要因素。药物降解反应通常包含水解和氧化反应，而这些降解反应的类型则与药物本身的化学结构息息相关。

青霉素 G 钾盐是 β-内酰胺类抗生素，其化学结构式见图 2-15A。青霉素 G 钾盐为白色晶体性粉末，其晶体很稳定，易溶于水。由于青霉素 G 钾盐结构中的 β-内酰胺环易受亲核或亲电试剂的进攻，会发生开环或分子重排，因此其对水溶液中的酸、碱、青霉素酶、金属离子和氧化剂等均不稳定。在中性和酸性条件下，青霉素 G 钾盐可发生水解反应，首先生成青霉烯酸（图 2-15B），反应如图 2-15 所示。在强酸条件（$pH \approx 2$）下，B 进一步水解生成终产物青霉二酸（图 2-15C）；

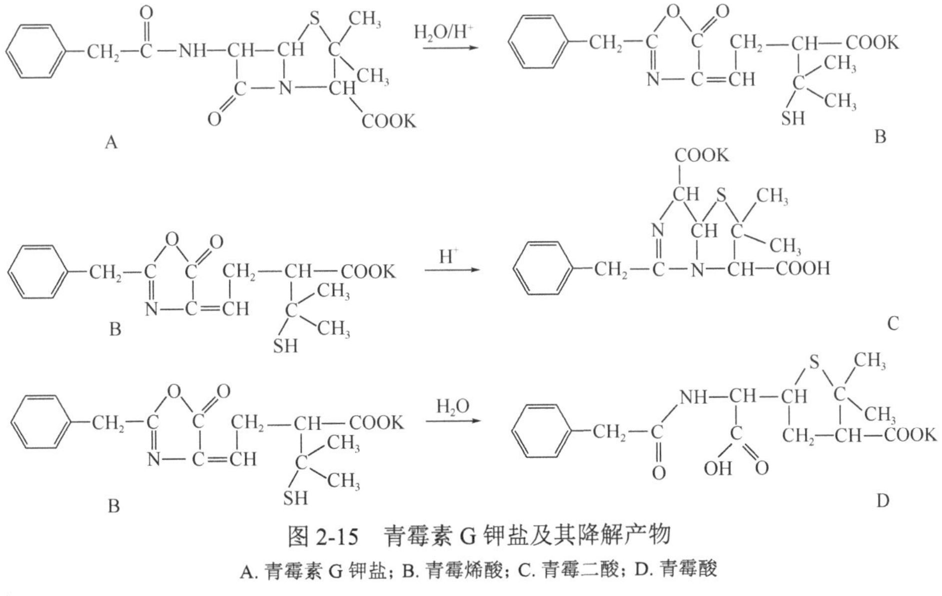

图 2-15　青霉素 G 钾盐及其降解产物

A. 青霉素 G 钾盐；B. 青霉烯酸；C. 青霉二酸；D. 青霉酸

而在中性至弱酸性条件（pH＞4）下，B 则水解生成终产物青霉酸（图 2-15D）。因此，为了保持青霉素 G 钾盐的稳定性，在实际生产过程中通常将其制成粉针剂。

根据《中国药典》规定，青霉素 G 钾盐的含量可用碘量法间接测定。碘量法是一种氧化还原滴定法，它通常以碘作为氧化剂，或以碘化物（如碘化钾）作为还原剂用于物质含量的测定。青霉素分子本身不与碘发生反应，但其经碱水解生成的降解产物青霉噻唑酸可被碘氧化，而反应剩余的碘则可用硫代硫酸钠溶液回滴，反应方程式见图 2-16。

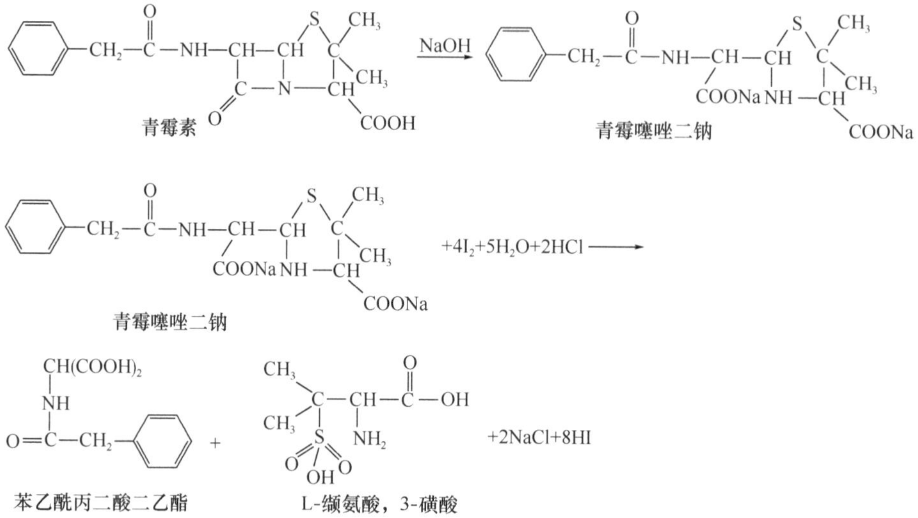

图 2-16　碘量法间接测定青霉素 G 钾盐含量的反应方程式

然而，在测定药物制剂稳定性以计算其有效期时，需要长时间进行取样，通常这个周期为 2～3 年。而加速实验法是指在保证不改变药物制剂失效机制的前提下，通过强化试验条件（比如提高温度等），使受试制剂加速失效，以便在较短时间内对药物制剂的有效期做出预测。

通常情况下，大多数药物的降解反应符合一级或伪一级反应。

一级反应的速度方程式如下：

$$-\frac{dC}{dt} = KC \tag{2-12}$$

对式（2-12）进行积分，得：

$$\lg C = -\frac{K}{2.303}t + \lg C_0 \tag{2-13}$$

其中，C 为时间 t 时的药物浓度，C_0 为药物的初始浓度，K 为反应速度常数。以 $\lg C$-t 作图可得一条直线，由该直线斜率可求出速度常数 K。

反应速度常数 K 与温度 T 的关系符合 Arrhenius 公式（2-14）：

$$K = AE^{-\frac{E_a}{RT}} \tag{2-14}$$

或

$$\lg K = \lg A - \frac{E_a}{2.303R} \cdot \frac{1}{T} \tag{2-15}$$

其中，A 为频率因子，E_a 为活化能，R 为气体常数。

将反应速度常数的对数 lg$K$ 对反应温度的倒数 $1/T$ 作图，可得直线，而直线斜率为 $-E_a/2.303$，截距为 lg$A$，由此可得出反应活化能 E_a 和频率因子 A，将 E_a 和 A 再代入式（2-15），即可求出任意温度下的反应速度常数 K、半衰期 $t_{0.5}$ 和有效期 $t_{0.9}$。

$$t_{0.5} = \frac{0.693}{K} \tag{2-16}$$

$$t_{0.9} = \frac{0.1054}{K} \tag{2-17}$$

在这里，青霉素 G 钾盐溶液稳定性较差，放置时间越长，其降解越多，溶液中剩余的药物含量则越少，因此碘的消耗量也相应减少。根据碘消耗量（ml）的对数对时间进行作图，如得到一条直线，青霉素 G 钾盐的降解则可视为一级反应。然而该反应与 pH 有关，因此实际上是伪一级反应。通过提高受试温度，可以大幅加快青霉素 G 钾盐的降解进程，在短期内预测得到药物的半衰期和有效期。

三、实验内容

（一）实验材料与仪器

1. 实验材料 青霉素 G 钾盐、0.1 mol/L 碘液、醋酸缓冲液（pH 4.5）、淀粉指示液、1 mol/L 的氢氧化钠溶液、1 mol/L 的盐酸溶液、0.01 mol/L 碘液、0.01 mol/L 的硫代硫酸钠溶液、枸橼酸-磷酸氢二钠缓冲液（pH 4.0）等。

2. 实验仪器 电子天平、pH 计、恒温水浴等。

（二）实验部分

青霉素 G 钾盐有效期的预测

1. 样品溶液的制备 精密称取青霉素 G 钾盐 70 mg，置于 100 ml 干燥容量瓶中，用枸橼酸-磷酸氢二钠缓冲液（pH 4.0）溶解，并定容。将此容量瓶置于恒温水浴中，用移液管移取青霉素 G 钾盐溶液 5 ml，共取 2 份，分别置于两个碘量瓶中（一份为实验组，另一份为空白对照组），并以该时刻为 0 h 记录取样时间，每隔一定时间按上述方法取样 1 次，用于药物含量的测定。选择 30℃、35℃、40℃和 45℃等 4 个不同的实验温度，具体取样时间点和间隔参考表 2-59，实验温度越高则取样点间隔宜越短。

2. 青霉素 G 钾盐的含量测定 向装有 5 ml 待检品的碘量瓶中加入 1 mol/L 氢氧化钠溶液 5 ml，放置 15 min 使反应充分进行。随后，加入 1 mol/L 盐酸溶液 5 ml、pH 4.5 的醋酸缓冲液 10 ml，摇匀。精密量取 0.01 mol/L 碘液 10 ml，加入至上述溶液，避光放置 15 min 后，加入 2 ml 淀粉指示液作为指示剂，立即用 0.01 mol/L 硫代硫酸钠溶液回滴至蓝色消失，记录所消耗的硫代硫酸钠溶液体积数 b。

向装有 5 ml 青霉素 G 钾盐的空白对照组加入 pH 4.5 的醋酸缓冲液 10 ml，加入 2 ml 淀粉指示液作为指示剂，精密滴加 0.01 mol/L 碘液 10 ml，放置 15 min，用 0.01 mol/L 硫代硫酸钠回滴，记录所消耗的硫代硫酸钠溶液体积 a，"$a-b$" 即为实际碘液消耗量。

3. 注意事项

（1）碘与青霉噻唑酸反应时，较宜的反应条件如下：溶液 pH 4.5 左右，反应温度应保持在 24～26℃。

（2）在步骤 1 操作时，应注意保持恒温条件。

四、实验结果与讨论

青霉素 G 钾盐有效期的预测

1. 将上述实验结果列于表 2-59 中，并分别对不同温度条件下的实验结果进行分析讨论。

2. 根据 Arrhenius 方程以及上述 4 个温度条件下测定的 K 值，以 $\lg K$ 对 $1/T$ 回归可求得 $\lg A$ 及 $-E/2.303R$ 的值。将 $T = 298$ 代入式（2-15），可求得室温（25℃）条件下的 K 值，计算室温（25℃）时 $t_{0.5}$ 及 $t_{0.9}$，填入表 2-59 中。

表 2-59　实验记录与数据处理结果

实验温度（℃）	取样时间（min）	a	b	$a-b$	$\lg(a-b)$	K	$t_{0.5}$	$t_{0.9}$
30	0							
	60							
	120							
	180							
	240							
35	0							
	30							
	60							
	90							
	120							
40	0							
	20							
	40							
	60							
	80							
45	0							
	10							
	20							
	30							
	40							
25	（预测值）							

五、思考题

1. 温度如何影响青霉素 G 钾盐的稳定性？稳定性与温度呈现什么关系？

2. 如何提高青霉素 G 钾盐注射液的稳定性？

3. 青霉素 G 钾盐通常以什么形式保存？原因是什么？

第三部分　综合设计性实验

实验一　维生素 C 注射液的处方设计及工艺考察

一、实验目的

1. 掌握影响维生素 C 注射液稳定性的主要因素及控制维生素 C 在溶液状态稳定的基本方法。

2. 熟悉注射液处方设计中稳定性因素考察的一般实验方法。

3. 熟悉注射液处方设计的一般思路。

二、实验原理

注射剂系指将药物制成的供注入体内的无菌溶液、乳状液和混悬液及供临用前配制成溶液或混悬液的无菌粉末。

注射剂的处方设计应根据剂型特点、主药理化性质和临床使用需求，从制剂的稳定性（包括物理、化学及生物学稳定性等）、安全性（毒副作用）和有效性（速效、长效等）等三方面因素综合考虑，分清主次，科学选取原辅料。

维生素 C 是一种水溶性维生素，分子结构中含有烯醇结构，在溶液状态下，呈现较强的还原性，极易氧化分解，出现颜色变黄、含量下降等问题，直接影响临床治疗效果。因此，在维生素 C 注射剂的处方设计中，应重点考虑如何延缓药物的氧化分解，以提高制剂的稳定性。

影响维生素 C 注射剂稳定性的因素包括：①药物的 pH。pH 过高可能导致维生素 C 氧化，故调节溶液 pH 在最稳定范围内。②含氧量。在有氧条件下，易发生氧化降解，故应考虑在处方中加入抗氧剂并通入二氧化碳。③金属离子。当金属离子存在时氧化速度更快，故应考虑加入金属离子络合剂，并尽量避免药液与金属器具接触。④加热温度与时间。随着加热温度与时间的延长，维生素 C 的含量出现不同程度的下降。

本实验属于设计性实验，采用加速实验，以紫外-可见分光光度法为分析手段，考察不同影响因素对维生素 C 注射液稳定性的影响。根据稳定性考察结果，设计维生素 C 注射液处方、制备注射液、进行注射液的质量检查并撰写实验报告。

三、实验内容

（一）实验材料与仪器

1. 实验材料　维生素 C、碳酸氢钠、活性炭、焦亚硫酸钠、半胱氨酸、EDTA-2Na、0.001 mol/L $CuSO_4$ 溶液、注射用水、二氧化碳、丙酮、0.05 mol/L 碘滴定液、1% 亚甲蓝溶液、稀醋酸、淀粉指示液等。

2. 实验仪器　具塞锥形瓶、电子天平、pH 计、真空泵、微孔滤膜过滤器、液体定量分装机、熔封机、澄明度检测仪、紫外-可见分光光度计等。

（二）实验部分

1. 维生素 C 注射液稳定性影响因素考察

（1）pH 的影响：称取维生素 C 10 g，加入经过加热煮沸并放冷至室温的注射用水 100 ml 溶解，分别量取三份，每份 25 ml，加入适量注射用水，按照表 3-1 分别加入适量碳酸氢钠调节 pH，加入注射用水定容至 50 ml，活性炭吸附（加入 0.05% 针用活性炭，室温搅拌 10 min），过滤，灌装于 2 ml 安瓿中并熔封。不同 pH 样品溶液各制备 20 支。各组样品中取出 4 支作为 0 min 的样品溶液，剩余样品置入 100℃ 流通蒸汽中加热，分别于 15 min、30 min、45 min 和 60 min 时取出 4 支，放入冷水中冷却，待注射液温度冷却至室温，将同组 4 支溶液混合，于 420 nm 波长处测定透光率（T），并将结果记录于表 3-1 中。

表 3-1　pH 对维生素 C 注射液稳定性的影响

pH	透光率（%）				
	$T_{0\ min}$	$T_{15\ min}$	$T_{30\ min}$	$T_{45\ min}$	$T_{60\ min}$
原液					
6					
8					

（2）含氧量的影响：称取维生素 C 7.5 g，加配制量 80% 的经过加热煮沸的注射用水，用碳酸氢钠调 pH 至 6.0～6.2，加水至 150 ml，活性炭吸附，过滤，按照表 3-2 装量及通入惰性气体的情况下，灌装于 2 ml 安瓿中（装量为 1 ml 的安瓿数量加倍）。另外，称取维生素 C 2.5 g，加配制量 80% 的未加热煮沸的注射用水，调 pH 至 6.0～6.2，加水至 50 ml，活性炭吸附，过滤后，灌装于 2 ml 安瓿中。

各组样品中取出 4 支（8 支）作为 0 min 的样品溶液，剩余样品全部放入 100℃ 沸水中加热，分别于 15 min、30 min、45 min 和 60 min 时取出 4 支，放入冷水中冷却，待注射液温度冷却至室温，将同组 4 支溶液混合，于 420 nm 波长处测定透光率（T），并将结果记录于表 3-2 中。

表 3-2　含氧量对维生素 C 注射液稳定性的影响

装量（ml）	注射用水	通惰性气体	透光率（%）				
			$T_{0\ min}$	$T_{15\ min}$	$T_{30\ min}$	$T_{45\ min}$	$T_{60\ min}$
1	煮沸	无					
2	煮沸	无					
2	未煮沸	无					
2	煮沸	通 CO_2					

（3）抗氧剂的影响：称取维生素 C 10 g，加入 80 ml 的经过加热煮沸的注射用水，用碳酸氢钠调 pH 至 6.0～6.2，加水至 100 ml，分别量取 3 份，每份 25 ml，按表 3-3 加入抗氧剂并溶解充分，加水定容至 50 ml，活性炭吸附，过滤，灌装于 2 ml 安瓿中。各组样品中取出 4 支作为 0 min 的样品溶液，剩余样品全部放入 100℃ 沸水中加热，分别于 15 min、30 min、45 min 和 60 min 时取出 4 支，放入冷水中冷却，待注射液温度冷却至室温，将同组 4 支溶液混合，于 420 nm 波长处测定透光率（T），并将结果记录于表 3-3 中。

表 3-3 抗氧剂对维生素 C 注射液稳定性的影响

抗氧剂	透光率（%）				
	$T_{0\ min}$	$T_{15\ min}$	$T_{30\ min}$	$T_{45\ min}$	$T_{60\ min}$
无					
Na$_2$S$_2$O$_5$（0.2%）					
半胱氨酸（0.5%）					

（4）金属离子的影响：称取维生素 C 10 g，加入 80 ml 的经过加热煮沸的注射用水，用碳酸氢钠调 pH 至 6.0～6.2，加水至 100 ml，分别量取 3 份，每份 25 ml，按表 3-4 分别加入 0.001 mol/L CuSO$_4$ 溶液及 0.5% EDTA-2Na，加水定容至 50 ml，活性炭吸附（加入 0.05% 针用活性炭，室温搅拌 10 min）过滤，灌装于 2 ml 安瓿中。各组样品中取出 4 支作为 0 min 的样品溶液，剩余样品全部放入 100℃沸水中加热，分别于 15 min、30 min、45 min 和 60 min 时取出 4 支，放入冷水中冷却，待注射液温度冷却至室温，将同组 4 支溶液混合，于 420 nm 波长处测定透光率（T），并将结果记录于表 3-4 中。

表 3-4 金属离子对维生素 C 注射液稳定性的影响

CuSO$_4$ 溶液（ml）	0.5% EDTA-2Na 溶液（ml）	透光率（%）				
		$T_{0\ min}$	$T_{15\ min}$	$T_{30\ min}$	$T_{45\ min}$	$T_{60\ min}$
1	0					
1	1					
1	5					

（5）注意事项

1）将样品放入 100℃沸水中进行加速实验时，请注意安全，防止水浴锅烧干及安瓿爆破伤人。

2）样品较多，注意写清楚编号并做好标记。

2. 维生素 C 注射液的处方设计与质量检查

（1）维生素 C 注射液的处方设计与制备：根据稳定性实验结果，设计 5% 维生素 C 注射液 1000 ml 的处方。按照以下工艺流程制备维生素 C 注射液：取注射用水加热煮沸，放冷至室温。按处方称取 EDTA-2Na 和焦亚硫酸钠，加入 800 ml 放冷的注射用水使溶解，加入处方量的维生素 C，搅拌溶解。分次缓缓加入碳酸氢钠，并不断搅拌至无气泡产生，使药液 pH 为 6.0～6.2，最后加入注射用水至足量，加入 0.05% 针用活性炭，室温搅拌 10 min，用 C3 垂熔玻璃漏斗初滤，最后用 0.22 μm 微孔滤膜于滤器上加压滤过，得到精滤液。在无菌室内，用手工灌注器（液体定量分装机）将精滤液灌装于 2 ml 安瓿中，通入二氧化碳于安瓿上部空间，随灌随封。将灌封好的安瓿置于蒸馏水中 100℃煮 15 min。灭菌后立即将安瓿放入 1% 亚甲蓝的溶液中检漏，剔除变色安瓿，将合格安瓿外表面用水洗净，擦干，供质量检查。

（2）维生素 C 注射液的质量检查

1）pH：用精密 pH 试纸测定维生素 C 注射液的 pH，应为 5.0～7.0。

2）颜色：参照《中国药典》2020 年版二部维生素 C 注射液项下颜色检查方法，取本品（每 1 ml 中含维生素 C 50 mg），用紫外-可见分光光度计，于 420 nm 波长处测定，吸光度不得超过 0.06。

3）含量测定：参照《中国药典》2020 年版二部维生素 C 注射液项下含量测定方法测定，含维生素 C 应为标示量的 93.0%～107.0%。精密量取本品 4 ml（约相当于维生素 C 0.2 g）置具塞锥形瓶中，加蒸馏水 15 ml 与丙酮 2 ml，摇匀，放置 5 min，加稀醋酸 4 ml 与淀粉指示液 1 ml，用碘滴定液（0.05 mol/L）滴定至溶液显蓝色并持续 30 s 不褪色，记下消耗的碘液体积。每 1 ml 碘滴定液（0.05 mol/L）相当于 8.806 mg 的维生素 C。

四、实验结果与讨论

1. 记录维生素 C 注射液稳定性影响因素考察结果于表 3-1～表 3-4，并分别对各因素的实验结果进行讨论分析。

2. 根据维生素 C 注射液稳定性影响因素考察结果，设计维生素 C 注射液的处方与制备工艺。

3. 记录维生素 C 注射液的质量检查结果并对成品质量进行讨论分析。

五、思考题

1. 影响维生素 C 注射液稳定性的因素有哪些？

2. 如何提高维生素 C 注射液的稳定性？

3. 注射液的处方设计应考虑哪些因素？

4. 用紫外-可见分光光度法检查颜色的原理是什么？

实验二 布洛芬包衣片的处方设计、制备与评价

一、实验目的

1. 掌握湿法制粒压片的制备工艺。

2. 掌握片剂的质量检查方法。

3. 掌握片剂溶出度测定方法及数据处理方法。

4. 熟悉片剂的常用辅料及用量。

5. 熟悉压片机的结构及其使用方法。

6. 熟悉薄膜衣材料的组成及其特性。

7. 熟悉锅包衣法制备薄膜衣片的技术。

8. 熟悉片剂的处方设计中需要考虑的问题。

9. 了解包衣机的基本结构。

二、实验原理

布洛芬为苯丙酸类非甾体抗炎药，具有解热、镇痛等作用，可用于缓解身体各部位疼痛，但该药物对胃黏膜有很大的刺激作用，会破坏胃黏膜的保护屏障，使者常出现恶心、呕吐、消化不良、胃溃疡等消化道反应，因此考虑将其制成肠溶片。

1. 定义 片剂系指原料药物或与适宜的辅料制成的圆形或异形的片状固体制剂。

2. 制备方法 通常片剂的制备包括湿法制粒压片、干法制粒压片和直接压片，其中，湿法制粒压片在实际应用中最为广泛，尤其适用于那些在湿热条件下保持稳定性的药物。其一般工艺流程如图 3-1 所示。

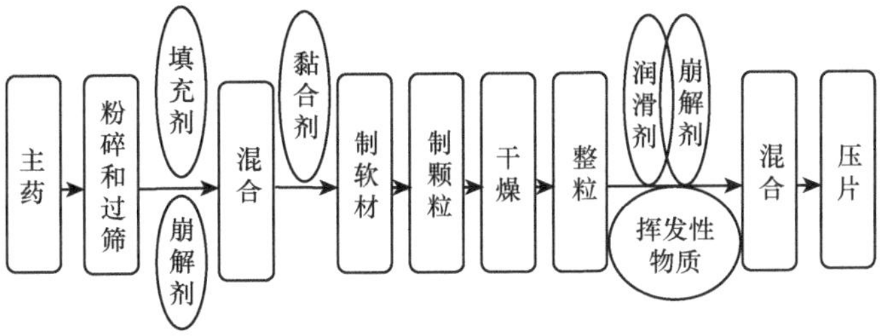

图 3-1 湿法制粒压片工艺流程

3. 包衣 常用的包衣方式有糖包衣和薄膜包衣。薄膜包衣相较于糖包衣，具有生产周期更短、效率更高、片重增加幅度较小（通常仅增加 3%～5%）的优势。此外，薄膜包衣过程可实现自动化，对药片的崩解影响也较小。

薄膜包衣材料通常由高分子包衣材料、增塑剂、释放速度调节剂、抗黏剂、着色剂与遮光剂和溶剂组成。

（1）高分子包衣材料：它必须具备良好的成膜性和抗拉强度，同时在特定的介质和 pH 下具有足够的溶解度和稳定性，能够抵御温度、湿度、光线等外部条件的影响，而且无生理毒性。常用的高分子包衣材料包括：①胃溶型包衣材料，羟丙甲纤维素（HPMC）、甲基纤维素（MC）、羟丙纤维素（HPC）；②肠溶型包衣材料，邻苯二甲酸醋酸纤维素（CAP）、聚乙烯醇邻苯二甲酸酯（PVAP）等；③水不溶型包衣材料，醋酸纤维素（CA）、乙基纤维素（EC）等。

（2）增塑剂：能增强包衣材料的可塑性，使包衣层保持优良的柔韧性。常用的水溶性增塑剂有甘油、聚乙二醇、丙二醇等；水不溶性增塑剂包括蓖麻油、邻苯二甲酸二乙酯和柠檬酸三乙酯等。

（3）溶剂：常用的有乙醇、甲醇、丙酮、氯仿及水等，必要时还可以使用混合溶剂。

（4）释放速度调节剂：蔗糖、氯化钠、表面活性剂、聚乙二醇等。

（5）抗黏剂：滑石粉、硬脂酸镁、微粉硅胶等。

（6）着色剂与遮光剂：柠檬黄、胭脂红、亮蓝、日落黄、二氧化钛等。

4. 溶出度 溶出度是指活性药物从片剂、胶囊剂或颗粒剂等普通制剂在规定条件下溶出的速率和程度，在缓释制剂、控释制剂、肠溶制剂及透皮贴剂等制剂中也称释放度。《中国药典》规定，根据原料药物和制剂的特性，除来源于动、植物多组分且难以建立测定方法的片剂外，溶出度、释放度均应符合要求。对于难溶性药物片剂，其崩解时限合格却不一定能保证药物溶出合格，并不能准确反映其在体内的吸收情况。因为片剂崩解后形成的粉粒并不能直接被机体所吸收，而是需要经历溶解过程。特别是对于溶解度低于 0.1～1 mg/L 的药物，其体内吸收往往受到其溶出速度的限制。溶出速度不仅与药物的晶型、粒径大小有关，还受到制剂生产工艺、辅料以及储存条件等多种因素的影响。《中国药典》2020 年版规定，普通片剂的溶出度应不小于 80%。

三、实验内容

（一）实验材料与仪器

1. 实验材料 布洛芬、淀粉、乳糖、微晶纤维素、羟丙甲纤维素、聚乙烯吡咯烷酮、L-HPC、CMS-Na、硬脂酸镁、滑石粉、Ⅱ号丙烯酸树脂、邻苯二甲酸二乙酯、蓖麻油、聚山梨酯80、乙醇等。

2. 实验仪器 电子天平、压片机（单冲或多冲）、包衣机、溶出仪、研钵、喷枪、空气压缩机、烘箱、电吹风、搪瓷盘、不锈钢筛（100 目），尼龙筛（18 目）、冲头（9 mm 浅凹冲）等。

（二）实验内容

1. 布洛芬片芯的制备

（1）处方

布洛芬	10 g
稀释剂	19 g
崩解剂	1.5 g（内外加法）
黏合剂	适量
硬脂酸镁	0.15 g

制成布洛芬片芯

（2）制备工艺

1）10% 淀粉浆的制备：加入淀粉（过 100 目不锈钢筛）4 g 于 36 ml 去离子水中分散均匀，加热糊化，即得。

2）黏合剂的制备：加入黏合剂材料，以合适的溶媒溶解，配制成所要求的浓度。

3）制颗粒：取处方量的布洛芬（过 100 目不锈钢筛）与稀释剂混合均匀，加入半量的崩解剂，加适量黏合剂制软材，过 18 目尼龙筛制粒，将湿颗粒于 40～60℃下干燥，干颗粒过 18 目尼龙筛整粒后，加入另外半量的崩解剂混匀，然后加入处方量的硬脂酸镁，混匀。

4）测定含量，计算片重，用 9 mm 冲压片。

（3）注意事项：①制片剂的原料一般应先经粉碎、过筛和混合等操作。小剂量药物与辅料混合时，常采用等量递加法，并反复过筛、混合，以确保药物分布均匀。②制软材是湿法制粒的关键技术，黏合剂用量要恰当，软材的标准是"手握成团、轻压即散"。将做好的软材挤压过筛即得颗粒，颗粒应以无长条、块状和过多的细粉为宜。

（4）质量检查

1）应完整光洁，色泽均匀，有适宜的硬度。

2）硬度测定

①指压法：取药片置于中指和示指之间，以拇指用适当的力压向药片中心部，如立即分成 2 片，则表示硬度不够。

②自然坠落法：取药片 10 片，以 1 m 高处平坠于 2 cm 厚的松木板上，以碎片不超过 3 片为合格，否则应另取 10 片重新检查，本法对缺解不超过全片的 1/4，不作碎片论。

③片剂四用测定仪：开启电源开关，检查硬度指针是否零位。将硬度盒盖打开，夹住被测药片。将倒顺开关置于"顺"的位置，拔选开关至硬度挡。硬度指针左移，压力逐渐增加，药片碎自动停机，此时的刻度值即为硬度值（kg），随后将倒顺开关拔至"倒"的位置，指针退到零位。

2. 片剂包衣

（1）处方

丙烯酸树脂Ⅱ号	10 g
邻苯二甲酸二乙酯	2 g
蓖麻油	4 g

聚山梨酯 80	2 g
滑石粉（120 目）	3 g
85% 乙醇	加至 200 ml

（2）制备工艺

1）包衣液的配制：将处方量的丙烯酸树脂Ⅱ号加入 85% 乙醇溶液中，搅拌，容器密闭放置过夜，第二天全部溶解后，加入邻苯二甲酸二乙酯、蓖麻油、聚山梨酯 80 和滑石粉，搅拌均匀后，过滤（120 目）。

2）使用倾斜包衣锅进行包衣，首先用喷枪将包衣液喷向锅壁，使锅壁有一层保护膜，干燥后，将筛除细粉的片芯放入包衣锅内。吹入热风，将片芯预热至 40～45℃。控制好包衣锅的转速，使片芯在锅内能随锅的转动方向转动，在上升到一定高度后沿着锅的斜面滚落下来。

3）包衣：打开喷枪，喷入一定量的包衣液，使片芯表面均匀润湿，同时吹入热风（50℃左右）使溶剂蒸发，随时根据片子表面干湿情况，调控片子温度和喷雾速度，控制包衣溶液的喷雾速度和溶媒挥发速度相平衡，即以片面不太干也不太潮湿为度。重复上述操作若干次，使包衣片增重为 4%～5%。

4）喷雾完毕后，干燥 10～15 min。

（3）注意事项

1）在包衣前，可先将布洛芬片片芯在 50℃下干燥 30 min，吹去片剂表面的细粉。由于片剂较少，在包衣锅内纵向粘贴若干 1～2 cm 宽的长硬纸条或胶布，以增加片子与包衣锅的摩擦，改善滚动性。

2）喷雾较快容易出现片子粘在包衣锅壁上或粘连在一起，一旦发现片子较湿（滚动迟缓），即停止喷雾并开始吹热风干燥，待片子干燥后再继续喷雾。

3）包衣温度应控制在 50℃左右，因布洛芬的熔点为 74.5～77.5℃，温度过高会出现片剂表面熔化现象。

（4）质量检查

1）重量差异：根据《中国药典》2020 年版四部制剂通则（0101）测定，应符合规定。

检查方法：取供试品 20 片，精密称定总重量，求得平均片重后，再分别精密称定每片的重量，每片重量与平均片重比较（凡无含量测定的片剂或有标示片重的中药片剂，每片重量应与标示片重比较），按表 3-5 中的规定，超出重量差异限度的不得多于 2 片，并不得有 1 片超出限度 1 倍。

表 3-5　片剂的重量差异限度

平均片重或标示片重	重量差异限度
＜0.30 g	±7.5%
≥0.30 g	±5%

糖衣片的片芯应检查重量差异并符合规定，包糖衣后不再检查重量差异。薄膜衣片应在包薄膜衣后检查重量差异并符合规定。凡规定检查含量均匀度的片剂，一般不再进行重量差异检查。

2）崩解时限：崩解系指口服固体制剂在规定条件下全部崩解溶散或成碎粒，除不溶性包衣材料或破碎的胶囊壳外，应全部通过筛网。如有少量不能通过筛网，但已软化或轻质上漂且无硬心者，可作符合规定论。

除另有规定外，凡规定检查溶出度、释放度或分散均匀性的制剂，不再进行崩解时限检查。

检查方法：将吊篮通过上端的不锈钢轴悬挂于支架上，浸入 1000 ml 烧杯中，并调节吊篮位置使其下降至低点时筛网距烧杯底部 25 mm，烧杯内盛有温度为 37℃±1℃ 的水，调节水位高度使吊篮上升至高点时筛网在水面下 15 mm 处，吊篮顶部不可浸没于溶液中。

除另有规定外，取供试品 6 片，分别置上述吊篮的玻璃管中，启动崩解仪进行检查，各片均应在 15 min 内全部崩解。如有 1 片不能完全崩解，应另取 6 片复试，均应符合规定。

根据《中国药典》2020 年版四部通则（0921）规定，肠溶片，按上述装置与方法，先在盐酸溶液（9 → 1000，ml）中检查 2 h，每片均不得有裂缝、崩解或软化现象；然后将吊篮取出，用少量水洗涤后，每管加入挡板 1 块，再按上述方法在磷酸盐缓冲液（pH 6.8）中进行检查，1 h 内应全部崩解。如果供试品黏附挡板，应另取 6 片，不加挡板按上述方法检查，应符合规定。如有 1 片不能完全崩解，应另取 6 片复试，均应符合规定。

3. 布洛芬包衣片溶出度测定　根据《中国药典》2020 年版四部通则（0931）溶出度测定法中第一法操作，测定布洛芬片在适宜溶出介质中的溶出度，再将实验数据进行整理和绘图，由威布尔概率纸拟合求出 t_{50}、t_d 及 m。

（1）实验操作

1）仪器准备：转篮是用 40 目不锈钢制成的圆筒，高 3.66 cm，直径 2.5 cm，顶部通过金属棒连接于变速小马达上。转篮悬吊于盛有溶媒的容器中，距溶出杯底 2.5 cm，使用前安装就绪，开动电机空转，检查电路是否畅通，有无异常噪声，转篮的转动是否平稳，加热恒温装置及变速装置是否正常，如一切符合要求，就可以开始测定样品。

2）测定方法：取溶出介质磷酸盐缓冲液（pH 7.2）900 ml，注入溶出杯内，加温使溶出介质温度保持在 37℃±0.5℃，调整转篮转速为 100 r/min。取布洛芬片剂 1 片，精密称定片重后投入转篮内，将转篮降入容器中，立即开始计时。然后于 5 min、10 min、15 min、20 min、30 min、45 min 定时取样，在规定取样点吸取溶出液 5 ml，样液立即经 0.8 μm 的微孔滤膜过滤。精密量取此滤液 2 ml，加上述缓冲溶液稀释至 25 ml 容量瓶中，摇匀，照分光光度法，在 222 nm 处测定吸光度值 A。按布洛芬的吸收系数（$E_{1cm}^{1\%}$）为 449 计算一定时间溶出的药物浓度及溶出百分率，填于表 3-6～表 3-9 中。

（2）注意事项

1）对所用的溶出仪，应预先检查其是否运转正常，并检查温度的控制、转速等是否精确、升降转篮是否灵活等。

2）溶出度测定方法分篮法、桨法和小杯法、桨碟法、转筒法、流池法、往复筒法等 7 种。本实验选用篮法，转篮的尺寸和结构应符合《中国药典》规定。转篮（或桨叶）的位置高低对溶出度测定有一定影响，应按规定高度装置，转篮（或桨叶）底部距溶出杯底为 25 mm。每次从溶出杯中取样应在固定的位置，取样点在转篮上端距液面中间、离烧杯壁 1 cm 处。

3）每次取出样品液后，应同时补充相同体积的空白溶液。

4）样液用微孔滤膜过滤时，应注意滤膜安装是否紧密正确，若滤膜安装不密合或有破损，则直接影响测定数据的正确性。

5）根据《中国药典》规定，应同时测定 6 片的溶出度。鉴于实验时间限制，每实验组仅要求完成 1 片的测试，最后用 6 组的结果考察其溶出度是否合格。

四、实验结果与讨论

1. 硬度的测定 检查结果填于表 3-6。

表 3-6 布洛芬片硬度测定结果

测试样品	1	2	3	4	5	6
硬度（N）						
结论						

2. 重量差异测定 检查结果填于表 3-7。

表 3-7 布洛芬片重量差异测定结果

每片重（g）	1	2	3	4	5	6	7	8	9	10	11	12	13	14	15	16	17	18	19	20
总重（g）	平均片重（g）		重量差异限度（%）			超限的片数			超限 1 倍的片数		
结论											

3. 崩解时限测定 检查结果填于表 3-8。

表 3-8 崩解时限测定结果

测试样品	1	2	3	4	5	6
崩解时限（min）						
标准规定	在盐酸溶液（9 → 1000，ml）中检查 2 h，每片均不得有裂缝、崩解或软化现象，在磷酸盐缓冲液（pH 6.8）中进行检查，1 h 内应全部崩解					
结论						

4. 溶出度的测定

（1）溶出度实验中溶出百分率的计算（表 3-9）

表 3-9 布洛芬片溶出度结果

取样时间（min）	5	10	15	20	30	45
吸光度 A						
溶出百分率（%）						

（2）绘制溶出曲线：以溶出百分率为纵坐标，以溶出时间为横坐标，在直角坐标纸上作图，可得溶出曲线。

（3）用威布尔分布概率纸作图，求出 t_{50}、t_d 及 m 值：从上面所作溶出曲线可见，累积溶出百分比对相应时间各数据在一般直角坐标纸上作图，并不成直线关系，但可将累积溶出百分比与时间的关系看作统计学上的概率分布函数，用威布尔概率纸使之直线化，从图上即可极为方便地找到 t_{50}（溶解 50% 所需时间）、t_d（溶解 63.2% 所需时间）及 m（斜率）三个参数，在威布尔概率纸上作图的基本步骤如下。

①以 $F(t)$ 为累积溶出百分比，t 为释放时间，用原数据描点，若各点基本上呈直线分布，则可直接拟合一条直线，尤其注意照顾 $F(t)$ 在 30%~70% 范围内的点，使之优先贴近该直线。

②若各点排布呈曲线状，则沿曲线趋势延伸，与 t 尺交点的数值作为 α 的初步估计值，以 $F(t)$ 对 $t-\alpha$ 再作图，若所得各点的排布接近直线，则拟合成直线。若 $F(t)$ 对 $t-\alpha$ 作图仍为一曲线，则可用类似的方法反复修改，直至作得一直线为止。

③在 $F(t)$ 对 t［或 $F(t)$ 对 $t-\alpha$］所作图上拟合一直线，由 $X=1$ 和 Y 轴的交点（称 m 点）作该直线的平行线，该平行线和 Y 轴交点在 Y 尺上投影点的读数即为 m 值（取绝对值）。

④所拟合的直线与 X 轴的交点在 t 尺上投影点的读数即为 $\eta=\beta/m$ 的估计数，本实验中称为 t_d 值（溶出 63.2% 所需时间）；与溶出 50% 的交点在 t 尺上的投影点的读数即为 t_{50}。

⑤用威布尔概率纸求出 t_{50}、t_d 和 m 三个参数后，可利用方差分析，相关与回归分析的数理统计方法来评定同类产品不同批号或不同厂家的片剂质量；另外，还可以评定同一产品体内、体外的相关程度。

注：实验实施过程中，一个带教班级学生可以分为 2～3 个组，根据设计方案分别采用不同的稀释剂、黏合剂、崩解剂等，对制得的片剂进行质量评价，包括硬度、重量差异、崩解时限和溶出度的测定。分析讨论实验结果产生差异的原因，学会如何收集、整理和分析实验数据。

五、思考题

1. 片剂的崩解时限合格，是否其溶出度合格？为什么？

2. 产生片剂的重量差异的主要原因是什么？

3. 片剂的制备过程中必须具备的三大要素是什么？

4. 增塑剂在包衣材料中起什么作用？对包衣片剂的质量有什么影响？

5. 什么情况下需要包衣？

6. 哪些种类的药物和制剂需要检查溶出度？

7. 固体制剂进行体外溶出度测定有何意义？

8. 溶出度试验数据一般用什么方法进行处理？

实验三 中药鸦胆子油乳剂的处方设计、制备及评价

一、实验目的

1. 掌握影响鸦胆子油乳剂稳定性的主要因素及控制鸦胆子油乳稳定性的基本方法。

2. 熟悉乳剂的常用制备工艺及评价方法。

3. 熟悉乳剂处方优化的基本思路。

二、实验原理

乳剂（emulsion）是指互不相溶的两相液体混合，其中一相液体以液滴状态分散于另一相液体中而形成的非均相液体分散体系。其基本组成包括油相、水相和乳化剂。乳剂是热力学不稳定体系，若处方和制备工艺选择不当，易出现分层、絮凝、转相及合并与破裂等问题。乳剂的处方设计应选择合适的乳化剂及用量，保证制剂的稳定性。

鸦胆子油乳是临床上治疗肿瘤的常用中药制剂。由于乳剂是热力学不稳定体系，在鸦胆子油乳的处方设计中，应重点考虑如何提高乳滴的分散性。

影响乳滴分散性的因素包括：①乳化剂的选择。根据乳剂的类型，选择 W/O 型乳化剂或 O/

W 型乳化剂。鸦胆子油乳为 O/W 型乳剂，选择磷脂和泊洛沙姆 188 为乳化剂。②乳化剂的用量。乳化剂用量越大，乳滴分散性越好。因此实验中需要优化乳剂的用量。③复合乳化剂的使用。通常复合乳化剂的乳化效果优于单一乳化剂，因此，实验中以磷脂和泊洛沙姆 188 为复合乳化剂，优化鸦胆子油乳的处方。④制备工艺。高剪切分散和高压均质均为制备乳剂的常用方法。二者均能对乳剂做功，使乳滴具有较好的分散性。

本实验属于设计性实验，考察不同乳化剂、乳化剂用量及制备工艺等对鸦胆子油乳分散性与稳定性的影响。根据其分散性与稳定性的考察结果，设计鸦胆子油乳剂的处方工艺并撰写实验报告。

三、实验内容

（一）实验材料与仪器

1. 实验材料　鸦胆子油、大豆磷脂、泊洛沙姆 188 等。

2. 实验仪器　电子天平、磁力搅拌器、高剪切分散乳化机、高压均质机、马尔文粒径测定仪、离心机、紫外-可见分光光度计等。

（二）实验部分

1. 鸦胆子油乳的制备

（1）单一乳化剂大豆磷脂用量对鸦胆子油乳的影响：按表 3-10 处方量称取鸦胆子油、大豆磷脂至烧杯中，将混合物置于磁力搅拌器中，60℃水浴搅拌均匀。加入已预热（60℃）的水至全量，继续搅拌 10 min。于高剪切分散乳化机中 10 000 r/min 剪切 3 min，即得初乳。采用高压均质机（均质压力 1000 bar）均质 5 次，得鸦胆子油乳。并考察鸦胆子油乳的外观、粒径及稳定性参数 K_E。

表 3-10　单一乳化剂大豆磷脂用量对鸦胆子油乳的影响

处方	1	2	3	4	5
鸦胆子油（g）	10.0	10.0	10.0	10.0	10.0
大豆磷脂（g）	0.8	1.0	1.2	1.4	1.6
加水至（g）	100.0	100.0	100.0	100.0	100.0

（2）复合乳化剂对鸦胆子油乳的影响：按表 3-11 处方量称取鸦胆子油、大豆磷脂、泊洛沙姆 188 至烧杯中，将混合物置于磁力搅拌器中，60℃水浴搅拌均匀。加入已预热（60℃）的水至全量，继续搅拌 10 min。于高剪切分散乳化机中 10 000 r/min 剪切 3 min，即得初乳。采用高压均质机（均质压力 1000 bar）均质 5 次，得鸦胆子油乳。并考察鸦胆子油乳的外观、粒径及稳定性参数 K_E。

表 3-11　复合乳化剂用量对鸦胆子油乳的影响

处方	1	2	3
鸦胆子油（g）	10	10	10
大豆磷脂（g）	1.05	0.93	0.7
泊洛沙姆 188（g）	0.35	0.47	0.7
加水至（g）	100	100	100

（3）制备工艺的影响：称取鸦胆子油 10.0 g、大豆磷脂 0.7 g、泊洛沙姆 188 0.7 g 至烧杯中，将混合物置于磁力搅拌器中，60℃水浴搅拌均匀。加入已预热（60℃）的水至全量，继续搅拌 10 min。于高剪切分散乳化机中 10 000 r/min 剪切 3 min，即得鸦胆子油乳。

另按上述处方制备鸦胆子油初乳。并采用高压均质机（均质压力 1000 bar）均质 5 次，得鸦胆子油乳。并考察鸦胆子油乳的外观、粒径及稳定性参数 K_E。

（4）注意事项

1）高剪切分散乳化机和高压均质机使用时，禁止空载。

2）离心机使用前，物料必须先配平。

2. 鸦胆子油乳的质量检查

（1）外观：目测法观察，鸦胆子油乳是否有油滴或分层现象。

（2）稳定性参数 K_E 的测定：取鸦胆子油乳 5 ml 置于 10 ml 离心管中，以 10 000 r/min 转速离心 10 min。用滴管吸取下层溶液 100 μl 至 25 ml 容量瓶中，加水稀释至刻度，摇匀。以水为空白溶剂，用紫外-可见分光光度计测定其在 475 nm 波长下的吸光度 A。同法精密吸取未离心的鸦胆子油乳 100 μl 至 25 ml 容量瓶中，加水稀释至刻度，摇匀，测定吸光度 A_0。按公式计算稳定性参数 K_E。

$$K_E = \frac{|A_0 - A|}{A_0} \times 100\%$$

在同样的条件下，K_E 小，乳剂的稳定性越好。

（3）粒径分布的测定：取鸦胆子油乳 100 μl 至 25 ml 容量瓶中，加水稀释至刻度，摇匀。采用马尔文粒径测定仪测定其粒径及粒径分布。

四、实验结果与讨论

1. 记录鸦胆子油乳处方工艺优化结果于表 3-12～表 3-14，并分别对各因素的实验结果进行讨论分析。

表 3-12　单一乳化剂大豆磷脂用量对鸦胆子油乳的影响

处方	1	2	3	4	5
外观					
K_E					
粒径（nm）					
PDI					

表 3-13　复合乳化剂用量对鸦胆子油乳的影响

处方	1	2	3
外观			
K_E			
粒径（nm）			
PDI			

表 3-14　制备工艺对鸦胆子油乳的影响

制备工艺	未高压均质	高压均质
外观		
K_E		
粒径（nm）		
PDI		

2. 根据鸦胆子油乳处方与制备工艺的影响因素考察结果，设计鸦胆子油乳的处方和制备工艺。

五、思考题

1. 试分析鸦胆子油乳处方中各辅料的作用。

2. 乳剂的处方设计应考虑哪些因素？

实验四　陈皮多甲氧基黄酮脂质体的制备与评价

一、实验目的

1. 掌握陈皮多甲氧基黄酮的提取与分析方法。

2. 掌握陈皮多甲氧基黄酮脂质体的处方工艺。

3. 熟悉薄膜分散法制备脂质体的基本操作。

4. 了解脂质体的常用评价方法。

二、实验原理

陈皮为芸香科植物橘（*Citrus reticulata* Blanco）及其栽培变种的干燥成熟果皮，是传统著名的功能性药食两用资源。陈皮中富含多甲氧基黄酮类成分。研究表明，陈皮多甲氧基黄酮（PMFs）提取物在预防高脂血症、肥胖症和 2 型糖尿病方面表现出深远的影响。陈皮 PMFs 可通过其良好的抗脂肪酶能力减少膳食脂肪的吸收，从而有效对抗肥胖问题。将 PMFs 用于肥胖管理可能会对陈皮的有效价值化和良好的可持续性做出很好的贡献。然而 PMFs 的水溶性差，难以被吸收，生物利用度低，导致其功效难以有效发挥。为了更好地发挥 PMFs 的功能，需要有效提高其溶解度。

脂质体是具有脂质双层结构超微型囊泡，被认为是一种安全载体，已广泛应用于食品和医药领域。由于生物相容性和脂质双层结构，疏水性生物活性化合物可以被包裹在脂质体的脂质双层中，以提高它们的溶解度、稳定性、生物利用度以及药理活性。因此，本实验采用石油醚溶剂提取法富集陈皮 PMFs，采用 HPLC-MS 分析陈皮 PMFs 的主要成分，采用 UV 法定量陈皮 PMFs 的含量。以磷脂和胆固醇为膜材，采用薄膜分散法结合高压均质，制备陈皮 PMFs 脂质体。并对陈皮 PMFs 脂质体的粒径、形态、包封率、释药行为和抗脂肪酶活性进行评价。

三、实验内容

（一）实验材料与仪器

1. 实验材料　陈皮、磷脂、磷钨酸、胆固醇、石油醚、HEPES、凝胶色谱柱、乙醇、二氯甲烷、HEPES 缓冲液（20 mmol/L HEPES、144 mmol/L NaCl，pH 7.4）、4-MUO；对照品：川陈皮

素、3,5,6,7,8,3′,4′-七甲氧基黄酮、橘皮素、5-羟基-6,7,8,3′,4′-五甲氧基黄酮等。

2. 实验仪器 电子天平、磁力搅拌器、高剪切分散乳化机、高压均质机、旋转蒸发仪、马尔文粒径测定仪、冷冻干燥机、离心机、紫外-可见分光光度计等。

（二）实验部分

1. 石油醚回流提取富集陈皮多甲氧基黄酮（PMFs） 将陈皮（500 g）粉碎并通过 20 目筛网，加入 2 L 石油醚，在 50℃下回流 1 h 提取 5 次，直至提取溶剂的颜色逐渐变为无色。过滤后的提取物在旋转蒸发仪上浓缩直至固体沉淀。

2. 多甲氧基黄酮冻干粉的制备 通过石油醚提取得到 PMFs 后，石油醚可以通过旋转蒸发去除，得到 PMFs 黄色黏性固体。此时旋转蒸发获得的 PMFs 可能会黏附在圆底烧瓶的底部，这可能不方便后续脂质体的制备。提取物经冷冻干燥技术冻干后呈干燥的黄色粉末，便于称量，提高了脂质体制备的便利性。同时，PMFs 提取物在冷冻干燥后成 PMFs 冻干粉不易被氧化，保证了 PMFs 提取物的稳定性。因此，将旋转蒸发得到的 PMFs 黏性固体置于超低温 −70～−80℃预冻 8 h，取出后置冷冻干燥机在 −20～−50℃温度下干燥 24 h 即得陈皮多甲氧基黄酮冻干粉。

3. HPLC-MS 分析和 UV 测定 采用 HPLC-MS 对提取的陈皮 PMFs 进行定性分析。精密称定对照品川陈皮素、3,5,6,7,8,3′,4′-七甲氧基黄酮、橘皮素、5-羟基-6,7,8,3′,4′-五甲氧基黄酮各 10 mg，溶于甲醇中，并将各对照品浓度稀释至 10 μg/ml。陈皮 PMFs 提取物，精密称定 10 mg，加甲醇溶解，并稀释其浓度为 54.8 μg/ml。

色谱条件：色谱柱：ZORBAX Rclipse Plus C18 column（2.1 mm × 50 mm，1.8 μm，Agilent，USA）；流速：0.3 ml/min，柱温：40℃，进样量：1 μg/ml。流动相：0.1% 甲酸：乙腈梯度洗脱：0～3 min，30%B；3～8 min，45% B；8～16 min，45%～50%B。毛细管和辅助气体加热气的温度分别维持 320℃和 300℃；离子喷涂电压维持在 3.5 kV；鞘气、辅助气、扫气分别维持在 30、15、5 个单位；在分辨率为 70 000 的全质谱扫描模式下，从 100 Da 到 1000 Da 采集化合物数据。采集的数据由 Metworks 软件进行处理。

4. 多甲氧基黄酮脂质体（PLS）的制备 采用薄膜水化-高压均质法制备多甲氧基黄酮脂质体（PLS）。将 200 mg 磷脂、50 mg 胆固醇和 10 mg 陈皮 PMFs 提取物溶解在 100 ml 乙醇/二氯甲烷（2∶1，V/V）中，然后通过旋转蒸发仪在 45℃真空蒸发下干燥形成薄膜。然后，均匀的薄膜用 20 ml HEPES 缓冲液（20 mmol/L HEPES、144 mmol/L NaCl，pH 7.4）进行水化，并通过高压均质机在 1000 bar（1 bar = 10^5 Pa）的高压下将 PLS 悬浮液均质，循环 20 次（图 3-2）。

5. 理化性质的表征

（1）采用 5% 磷钨酸对脂质体进行染色，并采用投射电镜观察脂质体的形态。

（2）采用马尔文粒径测定仪测定其粒径。

（3）采用透析法，测定脂质体的药物释放行为。

通过透析法考察 PMFs 从 PLS 中的体外释放动力学。将 PLS 和游离 PMFs 混悬液（AQ-PMFs）放入透析袋（分子量为 8 000～14 000 Da），置于人工模拟胃液（SGF，0.5% SDS，1 mol/L HCl，10 mg/L 胃蛋白酶，pH 1.37）和人工模拟肠液（SIF，0.5% SDS，0.5 mol/L KH$_2$PO$_4$，0.4% NaOH，10 mg/L 胰蛋白酶，pH 6.8）中，在 37℃磁力搅拌下进行药物释放。在特定的时间点（1 h、2 h、4 h、8 h、12 h、24 h），从释放胃肠液中取出样品并同时更换等体积的新鲜胃肠液（$n = 3$）。PMFs 的释放度通过紫外-可见分光光度计在 330 nm 波长下测定，累积释放数据由 Origin

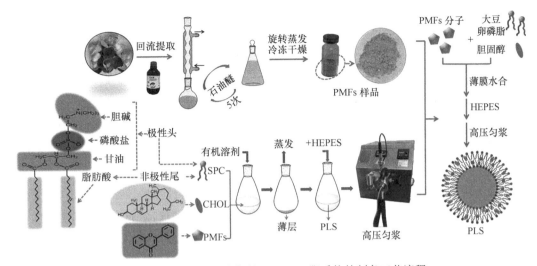

图 3-2 陈皮多甲氧基黄酮（PMFs）脂质体的制备工艺流程

9.0 软件进行拟合。

6. 体外抗脂肪酶活性的测定 为了研究 PLS 的体外抗脂肪酶活性，进行了胰脂肪酶（PPL）活性的体外抑制考察，并选 4-甲基伞形酮油酸酯（4-MUO）作为底物。将不同浓度的 PLS（25 μl）和游离 PMFs 混悬液（25 μl）分别放入 96 孔板中。向混合物中加入 25 μl PPL 溶液（0.5 mg/ml，Tris-HCl，pH 8.0）并在 37℃下孵育 10 min。然后加入 4-MUO（50 μl），混合物在 37℃下孵育 60 min。产物 4-甲基伞形酮（4-MU）的荧光值在 37℃下用微量荧光酶标仪（$Em/Ex = 460/355\ nm$）测量。以奥利司他作为阳性对照，所有实验重复 3 次。其抑制率通过以下公式进行计算：

$$抑制率（\%）=(A_{对照组}-A_{实验组})/A_{实验组}$$

其中，$A_{对照组}$ 是未经脂质体或药物处理的底物的吸光度，$A_{实验组}$ 是经药物处理的底物吸光度。

四、实验结果与讨论

1. 记录陈皮多甲氧基黄酮的提取率。

2. 观察脂质体的形态、记录脂质体的粒径。

3. 记录脂质体的释放量，并绘制脂质体的释药曲线。

4. 记录脂质体的抗脂肪酶活性。

五、思考题

1. 什么是脂质体？

2. 实验中采用脂质体作为载体，装载陈皮多甲氧基黄酮有哪些优势？

实验五 复方镇眩缓释颗粒剂的设计与工艺考察

一、实验目的

1. 掌握缓释释药原理和方法。

2. 熟悉水提醇沉法、超临界萃取、包合物的制备的操作过程。

3. 熟悉缓释颗粒的释放度测定方法。

二、实验原理

镇眩方是根据"无痰不作眩""无瘀不作眩""无风不作眩""无虚不作眩"的理论总结出来的，在临床上治疗眩晕病近 30 年。处方主要由茯苓、桂枝、白术、甘草、熟地黄等 10 味中药组成。根据中医药传统特色理论，结合现代制剂手段，研究者将镇眩汤制备成中药复方缓释胶囊剂。该成果先后获得粤港澳台大学生创新创业大赛优胜奖、广东省"众创杯"创新创业大赛铜奖。同时发表期刊论文 1 篇，培养研究生 1 名，该成果制作成虚拟仿真教学软件投入使用，获得良好效果。

川芎、当归挥发油均含有大量的藁本内酯成分，可以发挥神经保护、镇痛消炎、舒张血管等作用。来自桂枝中的桂皮醛具有降血压、抗抑郁的作用。白术主要药效成分为苍术酮及白术内酯类物质，具有抗肿瘤、抗胃溃疡及解毒利胆等药效。因此，当归、川芎、桂枝、白术采用超临界 CO_2 萃取法，既能高效迅速地提取出藁本内酯、桂皮醛等脂溶性成分，也可以减少高温提取所造成的挥发性成分损失。

镇眩汤常以汤剂的形式用于临床多年获得良好疗效，因此初步可以确定在治疗眩晕过程中将有极性物质参与。现代中药研究表明，组成该方的八味中药多含有大量的水溶性多糖和苷类成分。比如地黄中的寡糖，当归中的当归多糖，白术中的白术多糖，茯苓中的茯苓多糖等都具有造血、提高免疫、镇痛及调节胃肠运动等功能。因此初步确定使用水提取更为方便。同时，通过醇沉的方法去除多余的淀粉、鞣质、水溶性色素等，有助于产物后期的制备。

超临界流体萃取（简称超临界萃取）是一种将超临界流体作为萃取剂，把一种成分（萃取物）从混合物（基质）中分离出来的技术。

水提醇沉是指以水为溶剂提取药材中的有效成分，再用不同浓度的乙醇去除提取液中的杂质的一种纯化工艺。乙醇沉淀时，其浓度达到 50%～60% 时可使多糖、淀粉沉淀析出，60% 乙醇可使无机盐沉淀，含醇量达 75%～80% 时可将淀粉、多糖、蛋白质除去，并且对鞣质、水溶性色素、果胶等杂质，可采用反复醇沉法或醇沉调节 pH 等法除去。

包合物是由客分子和主分子两种组分加合而成，主分子具有较大的空穴结构，足以将客分子容纳在内形成分子囊。本实验将通过包合技术制备挥发油包合物。

缓释制剂是用药后能在机体内缓慢释放药物，使药物在较长时间内维持有效血药浓度的制剂，药物的释放通常符合一级或 Higuchi 动力学过程。缓释制剂的药物释放缓慢，给药后血药浓度较平稳，可避免血药浓度的峰谷现象，降低药物的毒副作用。

释放度的测定方法可采用溶出仪，释放介质为人工胃液和人工肠液，有时候也可以用水或者其他介质。一般采用 3 个取样点作为药物释放度的标准。第一个时间点通常为 1 h 或 2 h，主要考察制剂有无突释效应。第 2 个或第 3 个时间点主要考察制剂释放的特性与趋势。具体时间及释放量根据各品种要求而定，最后一个时间点主要考察制剂是否基本释放完全，释放量要求 75% 以上。

三、实验内容

（一）实验材料与仪器

1. 实验材料 白术、桂枝、当归、川芎、白芍、茯苓、甘草、熟地黄、龙骨、芍药苷、藁本内酯、β-环糊精等。

2. 实验仪器 超临界萃取装置、HPLC、磁力搅拌器、乙醇密度计、乙醇回流提取装置、挥发油提取装置等。

（二）实验部分

1. 中药镇眩方的超临界萃取分离及测定

（1）处方

白术	10 g
桂枝	10 g
当归	10 g
川芎	10 g
注射用水	加至 100 ml

（2）制法：粉碎机将白术、桂枝、当归和川芎分别进行粉碎；称取各味药材粉末（过20目筛）各10 g，置于萃取釜中，萃取条件为：萃取压力12.5 MPa，萃取温度55℃，萃取时间4 h，夹带剂流速为2.5 ml/min，CO_2 流量为4.0 L/min。萃取完成后用棕色取样瓶在出料口接取挥发油，用乙醚溶解后转移至蒸发皿，于30～40℃恒温水浴锅进行蒸发，用减重法称定挥发油，按公式计算挥发油得率；测定藁本内酯含量。

（3）注意事项

1）为了防止发生意外事故，在操作过程中，若发现超压、超温、异常声音等，必须立即关闭总电源，然后汇报老师协同处理。

2）分离釜体后面的阀门及回流阀门处于常开状态下，釜内压力应与储罐压力相等。

（4）质量检查

1）含量测定方法：藁本内酯的含量测定。

色谱条件色谱柱：Thermo C18（250 mm× 4.6 mm），乙腈-水（55：45）为流动相；检测波长为280 nm；流速为1.0 ml/min；柱温为40℃；进样量20 ml。理论板数按藁本内酯峰计算应不低于2000。

供试品溶液配制：取超临界得到的油置于50 ml 容量瓶中，95% 乙醇溶液定容，超声30 min，0.45 mm 微孔滤膜过滤，备用。

对照品溶液的配制：精密称定桂皮醛、藁本内酯对照品0.230 g，置于10 ml 容量瓶中，加95% 乙醇定容，摇匀，备用。

标准曲线的制备：精密吸取对照品溶液置于5 ml 容量瓶中，加入95% 乙醇定容，制成浓度梯度分布的系列溶液，0.45 μm 微孔滤膜过滤，分别吸取20 ml 进入液相色谱仪，在276 nm 波长下检测，记录峰面积，以峰面积为纵坐标，对照品溶液浓度 C 为横坐标，绘制标准曲线。

含量测定：分别精密量取供试品溶液和对照品溶液10 ml，注入HPLC色谱仪，记录峰面积，并代入回归方程，计算挥发油中藁本内酯的含量。

2）挥发油得率：挥发油得率 = 挥发油重量（g）/原生药重量（g）× 100%

2. 中药镇眩方的水提醇沉及测定

（1）处方

白芍	10 g
茯苓	10 g
甘草	10 g
熟地黄	10 g
超临界萃取后药渣	40 g

制得提取液

（2）制法

1）粉碎机将白芍、茯苓、甘草和熟地黄分别进行粉碎，过 20 目筛。

2）称取药材粗粉共 40 g 与超临界萃取后药渣 40 g，置于圆底烧瓶中，加入 9 倍量的水，进行加热提取两次，每次提取 1.5 h。

3）将两次提取液合并，双层纱布过滤，滤液于恒温水浴锅浓缩。

4）水提液适当浓缩至 1.04～1.08 g/ml。

5）浓缩液放冷后，边搅拌边缓慢加入乙醇使含醇量达 50%，密闭室温静置 24 h。

6）滤过，滤液于恒温水浴锅浓缩成浸膏。

（3）注意事项

1）水提液应适当浓缩，以减少乙醇用量，但应控制浓缩程度，若过浓，有效成分易包裹于沉淀中而造成损失。

2）应快速搅动水提液，缓缓加入乙醇，以避免局部醇浓度过高造成有效成分被包裹损失。

3）稠浸膏应具适宜的相对密度，在制软材中必要时可加适当浓度乙醇，调整软材的干湿度，利于制粒与干燥，干燥时注意温度不宜过高，并应及时翻动。

4）浓缩后的浸膏黏稠性大，与辅料混合时应充分搅拌，至色泽均匀为止。

（4）质量检查

1）含量测定方法：芍药苷的含量测定。

色谱条件色谱柱：Thermo C18（250 mn× 4.6 mm），乙腈-水（20∶80）为流动相；检测波长为 276 nm；流速为 1.0 ml/min；柱温为 40℃；进样量 20 ml。理论板数按甘草苷、芍药苷峰计算应不低于 2000。

供试品溶液配制：取上处方量水提醇沉，滤液浓缩至干浸膏，95% 乙醇溶解并定容 50 ml 容量瓶中，超声 30 min，0.45 μm 微孔滤膜过滤，备用。

对照品溶液的配制：精密称定芍药苷对照品 0.230 g，置于 10 ml 容量瓶中，加蒸馏水定容，摇匀，备用。

标准曲线的制备：精密吸取对照品溶液置于 5 ml 容量瓶中，加入蒸馏水定容，制成浓度梯度分布的系列溶液，0.45 mm 微孔滤膜过滤，分别吸取 20 ml 进入液相色谱仪，在 230 nm 波长下检测，记录峰面积，以峰面积为纵坐标，对照溶液浓度 C 为横坐标，绘制标准曲线。

含量测定：分别精密量取供试品溶液和对照品溶液 10 ml，注入 HPLC 色谱仪，记录峰面积，并代入回归方程，计算样品中芍药苷的含量。

2）浸膏得率：水提醇沉滤液水浴浓缩至浸膏，105℃干燥 3～5 h 后，将其置于干燥器平衡半小时称量。

$$得率 = 浸膏重量（g）/原生药重量（g）×100\%$$

3. 中药镇眩方的包合物的制备及测定

（1）制法：称取 4.9 g β-环糊精，加水配成环糊精饱和溶液，置于恒温磁力搅拌器上搅拌，取 1 ml 挥发油加入等体积乙醇混合，等环糊精溶液温度稳定 40℃后，搅拌条件下缓慢滴加挥发油乙醇混合物，40℃下包合 3 h，然后常温下磁力搅拌 1 h，置 4℃中冷却 24 h，取出抽滤，无水乙醇洗涤，滤层和滤纸一同放进烘箱 30℃干燥 5 h，称重，即得。

（2）注意事项

1）本实验采用饱和水溶液法制备包合物，主分子 β-环糊精在 25℃时水中溶解度为 1.85%，但在 50℃时溶解度可增加至 4.0%。故在实验过程中，应控制好温度，包合过程结束后，通过降低温度使包合物从水中析出沉淀。

2）包合物制备过程中，应控制好包合温度，搅拌时间应充分，否则会影响收率。

（3）质量检查

1）空白回收率：采用《中国药典》2020 年版挥发油测定法（通则 2204）。取 200 ml 水，置于装有沸石的圆底烧瓶中，连接挥发油测定器，移液管加 1 ml 二甲苯于挥发油测定器中，加热沸腾蒸馏 30 min 后停止加热。放置 15 min，读取二甲苯容积。取 1 ml 挥发油至圆底烧瓶中，连接测定器加热沸腾蒸馏约 5 h，至测定器中油量不再增加时停止加热，放置 1 h，读取挥发油体积，自油层中减去二甲苯量，即为挥发油量，测得空白回收率。

$$空白回收率 = 馏出流量 / 加入挥发油量×100\%$$

2）包合率：采用《中国药典》2020 年版挥发油测定法（通则 2204）。称取适量包合物置于圆底烧瓶中，按上述方法读取挥发油体积，计算包合率。

$$挥发油包合率 = 包合物中挥发油体积/（加入挥发油体积×空白回收率）×100\%$$

3）包合物得率称取上述制备得到的包合物，并计算收率。

$$包合物得率 = 包合物实际质量/（加入 β-环糊精 + 加入挥发油）×100\%$$

4. 中药复方镇眩缓释颗粒剂的制备及测定

（1）制法：称取一定质量的镇眩复方稠浸膏，浸膏与混合辅料比例为 1:3，其中 HPMC 占混合辅料的 30%，其余 70% 为淀粉，并加入处方量的包合物，搅拌均匀，往混合辅料中滴加稠浸膏，搅拌使混匀，加入适量乙醇制软材，20 目筛制粒，60℃干燥 3 h，过 40 目筛整粒，即得。

（2）注意事项

1）稠浸膏应具适宜的相对密度，在制软材中必要时可加适当浓度乙醇，调整软材的干湿度，利于制粒与干燥，干燥时注意温度不宜过高，并应及时翻动。

2）浓缩后的浸膏黏稠性大，与辅料混合时应充分搅拌，至色泽均匀为止。

（3）质量评价

1）粒度：称取镇眩复方缓释颗粒 50 g，照粒度和粒度分布测定法（通则 0982 第二法双筛分法）测定，取不能通过一号筛和能通过五号筛的颗粒及粉末，称定重量，计算粒度合格率。（合格颗粒量/总颗粒量×100%）

2）体外释放度：取本品适量，按《中国药典》2020 年版溶出度与释放度测定法第二法，以

900 ml 新鲜脱气蒸馏水为释放介质，转速为 100 r/min，水浴温度 37℃依法操作，分别于 1 h、2 h、3 h、6 h、9 h 和 12 h 取样 2 ml 溶液过滤，补充等体积 37℃溶出介质，采用高效液相色谱法测定芍药苷含量。

四、实验结果与讨论

1. 中药镇眩方的超临界萃取——挥发油质量考察结果，见表 3-15。

表 3-15　藁本内酯含量和挥发油得率测定结果

编号	藁本内酯含量	挥发油得率

2. 中药镇眩方的水提醇沉——浸膏质量考察结果，见表 3-16。

表 3-16　芍药苷含量和浸膏得率测定结果

编号	芍药苷含量	浸膏得率

3. 中药镇眩方的挥发油包合物的制备——包合物质量考察结果，见表 3-17。

表 3-17　挥发油包合物得率和挥发油包合率测定结果

编号	包合物得率	挥发油包合率

4. 中药镇眩缓释颗粒剂的制备——缓释颗粒剂质量考察结果，见表 3-18。

表 3-18　芍药苷累积释放测定结果

编号	时间（h）					
	1	2	3	6	9	12

五、思考题

1. 超临界流体的特性是什么？为什么选择 CO_2 作为萃取剂？

2. 为什么要将醇沉的含醇量控制在 50%？

3. 制备 β-环糊精包合物的关键是什么？应如何进行操作？

4. 测定缓释制剂的释放度有何意义？

实验六　磁响应海藻酸钙微球的设计、制备与评价

一、实验目的

1. 掌握共沉淀法制备超顺磁性氧化铁纳米粒（SPIONs）及滴注——外部凝胶法制备海藻酸钙微球的方法。

2. 熟悉磁响应海藻酸钙微球的一般体外评价方法。

3. 熟悉磁响应性微球制剂设计的一般思路。

二、实验原理

海藻酸钠即海藻酸的钠盐，分子式 $(C_6H_7O_6Na)_n$，是从天然植物褐藻中提取的，由 α-L-甘露糖醛酸（M 单元）与 β-D-古罗糖醛酸（G 单元）依靠 1,4-糖苷键连接组成的多糖钠盐，是一种线性大分子，分子量 5 万～20 万，水合力强，具有无毒性、无免疫原性、生物相容性和生物降解性以及胶凝特性，结构式如图 3-3 所示。海藻酸钠溶于水形成黏稠胶体，在 Ca^{2+}、Ba^{2+}、Fe^{3+} 等二价或三价阳离子作用下产生大分子链间交联固化，形成"蛋盒"（egg-box）结构（图 3-4）。海藻酸钙微球是通过一定的制备工艺，使海藻酸钠溶液形成液滴在 Ca^{2+} 作用下交联固化形成水凝胶微球，其制备方法包括滴注——外部凝胶法、乳化——内部凝胶法、喷雾——外部凝胶法、气体辅助剪切——外部凝胶法等。

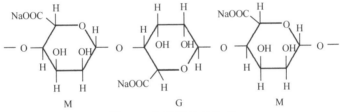

图 3-3　海藻酸钠结构式

磁响应海藻酸钙微球是通过适当的方法使海藻酸钠与无机磁性物质结合形成的新型磁性微球。无机磁性物质主要是磁性金属或金属氧化物，如铁、钴、镍或者它们的氧化物及其合金。磁性海藻酸钙微球兼具海藻酸钠高分子材料的众多特性和磁性物质的磁响应性，实现磁介导的靶向治疗；或在交变磁场作用下产热，实现磁热疗；或在诊疗、示踪方面，实现磁共振成像（magnetic resonance imaging，MRI）可视等。常用的无机磁性物质为超顺磁性氧化铁纳米粒（SPIONs），包括 Fe_3O_4、Fe_2O_3 等磁性纳米粒。

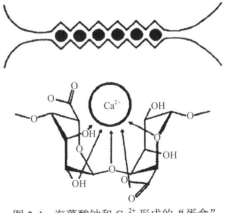

图 3-4　海藻酸钠和 Ca^{2+} 形成的"蛋盒"结构

磁性纳米粒常用的制备方法包括化学共沉淀法和热解法。化学共沉淀法是指将沉淀剂（如 OH^-、CO_3^{2-}）加入到含有一种或多种离子的可溶性盐溶液中，升温使盐溶液水解，使得阳离子形成的沉淀物从溶液中析出，再经过洗涤、干燥等后处理从而得到所需的磁性纳米粒子。化学共沉淀法是制备磁性

纳米粒子最常用的方法，主要用来制备 Fe_3O_4、Fe_2O_3 等磁性纳米粒子。其反应基本原理：Fe^{2+} + $2Fe^{3+}$ + $8OH^-$ ══ Fe_3O_4 + $4H_2O$。此法制得的磁流体微粒细小、均匀、饱和磁化强度高。热解法是指金属有机化合物作为前驱体，通过高温裂解产生金属纳米粒子，再进一步氧化也可以制备金属氧化物纳米颗粒。热解法是最近几年才发展起来的，它不但可以制备粒径均一的单分散磁性纳米粒子，也可以通过改变前驱体的组成来制备不同化学成分的磁性纳米粒子，这些优点是化学共沉淀点无法具有的，因此逐渐被人们用来制备各种金属及其合金纳米颗粒。

本实验属于设计性实验，采用共沉淀法制备超顺磁性氧化铁纳米粒（SPIONs），介导磁响应性；再将 SPIONs 加入到海藻酸钠溶液中，采用基于气体辅助剪切的滴注——外部凝胶法制备磁响应海藻酸钙微球（CA-MRMs）；然后对制得的 CA-MRMs 进行表征和一般制剂学性质评价并撰写实验报告。

三、实验内容

（一）实验材料与仪器

1. 实验材料　海藻酸钠（《中国药典》标准，黏度 200 mPa·s ± 20 mPa·s）、氯化钙、硫酸亚铁、六水合三氯化铁、氢氧化钠、柠檬酸钠、盐酸、硝酸、过氧化氢等。

2. 实验仪器　磁力搅拌器、冷冻干燥机、电子天平、超声清洗机、数显高速分散均质机、红外光谱仪、显微镜、X 射线衍射仪、磁铁、振动样品磁强计、电感耦合等离子体发射光谱仪等。

（二）实验部分

1. 磁响应海藻酸钙微球的设计与制备

（1）SPIONs 的制备：采用共沉淀法制备柠檬酸钠修饰的超顺磁性四氧化三铁（SPIONs）。具体反应过程为：称量六水合三氯化铁 8.10 g、硫酸亚铁 8.34 g 溶于 40 ml 蒸馏水中作为铁盐溶液，加入到配有机械搅拌器的三颈烧瓶中并一直给予氮气保护。随后将先前溶解的 NaOH（4.80 g）溶液缓慢倒入容器中，加热到 60℃ 反应 30 min 后，准确称取 1.90 g 柠檬酸钠溶解后加入上述溶液中，升温至 80℃ 后反应 1 h。反应完成后取出放置冷却至室温，待分层后倒去上清液，加入适量蒸馏水洗涤，重复三次。接着用磁铁把 SPIONs 吸出，冻干后保存在干燥器中备用。

（2）CA-MRMs 的制备：根据实验需要选择采用基于气体辅助剪切的滴注——外部凝胶法制备磁响应海藻酸钙微球。精密配制 3% 浓度的海藻酸钠溶液 100 ml，加入 1 g 冻干的 SPIONs 后放置于均质机中均质，以 6000 r/min 的速度均质 5 min 后超声 1 h 去除溶液中的气泡后备用。准确称取氯化钙 0.8 g 溶于 40 ml 蒸馏水中，制备 2% 氯化钙溶液为交联液，作为接收浴。将上述海藻酸钠和 SPIONs 的均匀分散体系以 0.1 L/min 的推注速度，通过微球喷射装置（30 G 针头作为芯通道和 20 G 针头作为壳通道）的同轴针头，并辅以 0.4 L/min 的 N_2 流速，产生气体辅助剪切作用，剪切海藻酸钠液滴，液滴滴到不断搅拌的 2% 氯化钙溶液中固化。待滴制完毕后，继续搅拌 15 min 使其与钙离子充分交联固化，得到 CA-MRMs，然后分离、洗涤，并用氯化钙溶液（0.55 mol/L）浸泡保存。

（3）注意事项

1）在制备 SPIONs 过程中要求持续通入氮气，目的是排出空气中的氧气，防止硫酸亚铁中二价铁离子的氧化。

2）滴注——外部凝胶法与乳化——内部凝胶法相比较，滴制法所制得的微球粒径较为均一，所需的时间较短，所使用的试剂较少，实验操作较为简单。滴制法所得微球的粒径大小与海藻酸钠溶液的浓度有关，海藻酸钠溶液的浓度较大时滴制的速度明显变慢，导致滴制的微球粒径较大，反之，海藻酸钠溶液浓度小时速度快，粒径小。另外，滴制针头内径大小、CaCl$_2$浓度、交联时间等因素也会对微球粒径产生影响。

2. CA-MRMs 的体外评价

（1）外观形态、粒径：观察上述方法制得 SPIONs 及磁响应海藻酸钙微球（CA-MRMs）的外观并描述，并在倒置显微镜下观察 CA-MRMs 的形态并拍照，测定 300 个微球，绘制粒度分布图。

（2）红外光谱分析：将适量海藻酸钠及冷冻干燥后的 SPIONs、CA-MRMs，分别与溴化钾粉末充分混合并研磨后，用压片机压制成圆盘状薄片后，采用傅里叶变换红外光谱仪在 4000～400 cm^{-1} 的范围内进行测定。

（3）磁性能分析：取适量 SPIONs、CA-MRMs 分别装于无色透明西林瓶中，加入适量去离子水使 SPIONs、CA-MRMs 分散均匀后，在瓶外一端放置磁铁，20 min 后观察 SPIONs 及 CA-MRMs 的磁响应性。

采用振动样品磁强计于室温下在磁场范围 −20～20 kOe 内对冻干后 SPIONs、CA-MRMs 的磁性能进行测试鉴定。

（4）X 射线衍射图谱（XRD）分析：用 X 射线衍射仪（Cu 靶，Kα 线，$\lambda = 1.54$ Å）在 40 kV、15 mA 下测定分析了冻干后 SPIONs、CA-MRMs 的 X 射线衍射（XRD）图谱，扫描范围为 10°～80°，扫描速度为 4°/min。然后通过与标准 JCPDS 卡的 XRD 谱图对比，确定 SPIONs 的晶相。

（5）电感耦合等离子体发射光谱（ICP）分析：首先分别精确称量 SPIONs、CA-MRMs 样品质量（精确至 0.000 1 g），并将称量好的样品转移到干净烧杯中。向样品消解杯中加入 5 ml 硝酸，5 ml 的盐酸，1 ml 双氧水，于室温下放置约 15 min 后，将样品消解杯放置于电热消解仪上加热消解样品（可以缓慢加热升温，但注意消解液不要溢出）。消解最终温度为 250℃，消解时间约 60 min，消解过程中需要适量按上述比例补加消解液。

样品消解完成后，待消解液挥发剩余 3 ml 左右时，取下消解杯于通风橱中自然冷却至室温。随后将消解液转移过滤到 10 ml 容量瓶中，并用去离子水冲洗消解杯 3 次后定容，混合均匀后放置待测。

最后用同样的方法制备空白样品。

样品准备完毕后，使用电感耦合等离子体发射光谱仪（inductively coupled plasma-optical emission spectrometer，ICP-OES）分别对 SPIONs、CA-MRMs 进行铁元素含量测定。

四、实验结果与讨论

1. 记录实验结果，并对所制磁响应海藻酸钙微球进行评价。

（1）宏观、微观观察 SPIONs、CA-MRMs 的外观形态、微结构，并拍照。测定微球粒径大小，绘制粒度分布图。

（2）记录海藻酸钠及冷冻干燥后的 SPIONs、CA-MRMs 的 IR 扫描结果，并绘制 IR 图谱。

（3）记录 SPIONs、CA-MRMs 的磁性能参数（表 3-19），并绘制磁滞曲线；磁铁放置样品旁的磁响应现象拍照。

表 3-19 磁性能参数

组别	CA-MRMs	SPIONs
饱和磁化强度（emu/g）		
矫顽力（Oe）		
剩余磁化强度（emu/g）		

（4）记录 SPIONs、CA-MRMs 的 XRD 扫描数据，绘制 XRD 图谱并分图，并对图谱进行分析，确定晶相。

（5）记录 ICP 方法 SPIONs、CA-MRMs 的铁含量分析结果（表 3-20）。

表 3-20 铁含量分析

组别	CA-MRMs	SPIONs
铁含量（%）		

2. 请分析磁响应海藻酸钙微球的设计思路及各个评价项目的意义。

五、思考题

1. 制备超顺磁性氧化铁的方法有哪些？

2. 磁响应海藻酸钙微球制备中的影响因素有哪些？

3. 磁响应海藻酸钙微球设计应考虑哪些因素，如何增强其磁响应性能？

4. 饱和磁化强度、矫顽力、剩余磁化强度的含义是什么？

5. 海藻酸钙微球具有磁响应后有什么应用意义？

第四部分 创新性设计实验

实验一 多西环素微针的设计与制备

一、实验目的

1. 掌握离心法制备可溶微针的工艺流程。

2. 熟悉可溶微针处方设计的基本思路。

3. 熟悉可溶微针的质量评价方法及影响可溶微针质量的因素。

二、实验原理

人表皮最外层的角质层（一般 10～15 μm）是药物经皮渗透的主要障碍。角质层的结构致密且亲脂性强，只允许少量分子质量 <500 Da 的亲脂性药物透过，这导致很多药物通过皮肤给药难以达到药效剂量，生物利用度低。

微针（microneedle）贴片由多个高度为 25～2000 μm 的微型针头以阵列方式组成，它们可以突破皮肤角质层屏障，产生微通道，使药物直接进入表皮或真皮层，从而提高药物渗透率和在特定部位的蓄积。同时微针还具有经皮给药的安全性、便利性及皮下注射可以递送大分子的优点。微针根据给药方式可分为固体微针、涂层微针、可溶微针、中空微针和溶胀微针。

可溶微针一般由生物溶解或降解的高分子材料制备而成，在微针阵列刺入皮肤后，药物随着针尖溶解而释放到皮肤中。这种微针的载药量高于固体微针，无须担心针头折断在皮内造成的安全隐患，而且制作简单。作为针尖的主体，基质高分子材料具有较好的机械强度，是微针能够有效刺穿皮肤的基本保证。常见的可溶微针针尖基质材料包括：①阳离子型基质材料，如壳聚糖、氨基糖等；②阴离子型基质材料，如透明质酸（HA）、羧甲基纤维素钠（CMC）和硫酸软骨素等；③非离子型基质材料，如聚乙烯吡咯烷酮（PVP）、聚乙烯醇（PVA）和右旋糖酐（DEX）等。它们具有较好的机械强度、水溶性和生物可降解性，保证了微针针尖可以有效刺入皮肤，溶解，并放出所包裹的药物，其在体内能逐渐降解为可被代谢的小分子，生物相容性好。

可溶微针易于制备，将基质材料溶解后填入模具中干燥即可制得。但是，通常需要借助于诸如离心或抽真空的外力将微针模板和聚合物溶液中的气体排出，以便聚合物溶液尽可能多地填满微针模板，保证微针具有足够的机械强度。制备可溶微针的方法有离心法、真空法和光聚合法，其中离心法是最常用的一种方法。

可溶微针的制备工艺流程如图 4-1 所示。

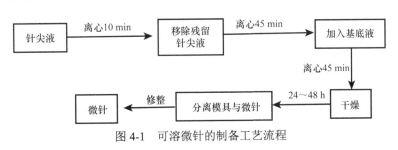

图 4-1 可溶微针的制备工艺流程

三、实验内容

（一）实验材料与仪器

1. 实验材料　盐酸多西环素、无水乙醇、聚二甲基硅氧烷（PDMS）及固化剂、透明质酸（HA）（分子量为 3～10 kDa）、聚乙烯醇（PVA）和右旋糖酐（DEX）、聚乙烯吡咯烷酮 K90（PVP K90）、乙酸铵、乙二胺四乙酸二钠、三乙胺、冰醋酸、氨水、乙腈、SD 大鼠、脱毛膏、生理盐水、台盼蓝、去离子水等。

2. 实验仪器　超声仪、天平、真空干燥箱、烘箱、离心机、手持数码显微镜、倒置显微镜、质构仪等。

（二）实验部分

1. 微针阴模的制备　将金属微针阳模置于无水乙醇中，超声 20 min，将阳模置于室温待其表面乙醇完全挥发。将 PDMS 和固化剂以 10∶1 的比例混匀并搅拌均匀，缓慢倒入阳模中（约 6 g），随后置于真空干燥箱中，真空脱气 45 min，去除液体中的气泡。最后，将微针阳模置于 80℃烘箱中固化 2 h 左右，待 PDMS 完全固体化，取出阳模，室温冷却，待冷却后分离出微针阴模。

2. 空白可溶微针针尖的处方筛选

（1）针尖液与基底液的配制

1）针尖液的配制：本实验提供 HA、PVA 和 DEX 三种针尖材料，各组学生通过查阅文献，自行选择 1～2 种不同的高分子材料，通过改变材料的浓度和配比设计 3～5 个针尖液处方。

2）基底液的配制：将 PVP K90 和无水乙醇按照 26.3%（*W/V*）的比例，将无水乙醇加入 PVP K90，用勺子搅拌均匀并置于 4℃冰箱冷藏溶胀过夜即得基底液。

（2）空白可溶微针的制备：取针尖液 250 μl，加入微针阴模，于 4000 r/min，0～10℃条件下离心 10 min，使针尖液填满模具。随后用刮片将模具上多余的针尖液去掉，再次于 4000 r/min，20～30℃条件下离心 45 min，使针尖液干燥。加入 PVP K90 基底液 250 μl，于 4000 r/min，0～10℃条件下离心 45 min。最后将微针阴模放入干燥器，干燥 24～48 h。待微针干燥后，小心将微针从阴模中剥离、修整、密封干燥保存。

（3）空白可溶微针的外观形态及皮肤穿刺能力考察

1）外观形态观察：首先用手持数码显微镜观察不同处方的空白可溶微针的整体形态是否存在断针、微针浑浊、针型不完整等情况；随后用眼科手术剪将空白可溶微针剪成单排，并置于倒置显微镜下观察不同处方微针的微观形态是否有气泡、针尖断裂等情况，以及基底层与针尖层分层是否明显。

2）机械强度考察：利用质构仪对空白微针的机械强度进行考察，首先将一片空白微针放在质构仪的金属平台表面，微针针尖朝上，压力探头以 0.1 mm/s 的恒定速度下降。一旦压力探针接触到微针的针尖，即开始测量，直到微针的压缩变形达到 90%。该实验平行测定 3 次，以 3 次测量平均值计算微针的断裂力。

3）皮肤穿刺能力考察：选取 180～220 g 的雄性 SD 大鼠，给予安乐死，用电动剃毛刀剔除其腹部毛发，并用脱毛膏除去残余绒毛。剥离大鼠腹部皮肤，用锡纸包裹，并存放于 -20℃冰箱。在进行穿刺实验前，从冰箱取出鼠皮，浸泡于生理盐水中解冻，然后用吸水纸小心吸干鼠皮表面水分，并将鼠皮平铺固定于鼠板。分别将不同处方比例的空白可溶微针分别压入 SD 大鼠皮肤，保持按压 5 min，待针尖溶解后，小心地剥离微针基底层，取 30 μl 台盼蓝溶液（0.4%，*W/V*），对微针插入部位的大鼠皮肤染色 5 min，然后用生理盐水清洗干净。随后，利用大鼠皮肤上产生的微孔计算不同处方微针的皮肤穿刺率，并使用数码相机拍照记录微孔产生情况。

4）针尖溶解性考察：取出预先冷冻保存的 SD 大鼠的鼠皮，浸泡于生理盐水中解冻，然后用吸水纸小心吸干鼠皮表面水分，并将鼠皮平铺固定于鼠板。将不同处方的空白微针分别压入大鼠皮肤，分别在 30 s、1 min、3 min、5 min、7 min、10 min 时取出微针，使用正置显微镜观察剩余针尖长度，考察针尖的溶解性能。

（4）注意事项：根据文献报道，微针贴片中每根针穿过皮肤屏障所需的最小力为 0.1 N。本研究设计的微针阵列由 144 根（12×12）微针组成，因此，空白微针断裂力应大于 14.4 N/片，才能达到穿透角质层屏障所需的最低力学要求，同时微针的机械强度不能太高，否则会导致微针太脆，易碎，韧性不够。

3. 多西环素微针的制备　多西环素载药微针的制备方法与空白可溶微针基本一致，在针尖液配制环节，首先将处方量的多西环素溶于蒸馏水，然后再加入针尖基质材料溶解，得到含药针尖液。

4. 多西环素微针的质量评价

（1）多西环素微针的外观形态观察、机械强度考察、皮肤穿刺率考察和针尖溶解性考察按照（3）项方法进行。

（2）多西环素微针的含量测定。精密称取适量多西环素标准品，置于棕色容量瓶，加入 0.01 mol/L 盐酸溶液分别配制成 5 μg/ml、10 μg/ml、20 μg/ml、50 μg/ml、100 μg/ml、200 μg/ml 的系列多西环素标准品溶液。取待测微针，用不锈钢刀片小心将微针针尖与基底层分离，收集针尖，用 5 ml 0.01 mol/L 盐酸溶液溶解，0.22 μm 微孔滤膜过滤，得到待测样品溶液。按照《中国药典》2020 年版二部盐酸多西环素含量测定项下色谱条件进行测定，记录峰面积，通过标准曲线计算微针中的药物浓度。高效液相色谱条件：用十八烷基硅烷键合硅胶为填充剂（pH 适用范围应大于 9）；以醋酸盐缓冲液 ［0.25 mol/L 乙酸铵 -0.1 mol/L 乙二胺四乙酸二钠-三乙胺（100∶10∶1），用冰醋酸或氨水调节 pH 至 8.8］ -乙腈（85∶15）为流动相；柱温为 35℃；检测波长为 280 nm；进样体积 20 μl。

四、实验结果与讨论

1. 空白可溶微针针尖液的处方筛选　通过对空白可溶微针的外观形态、机械强度、皮肤穿刺能力和针尖溶解性进行考察，综合筛选针型完整、无气泡、无浑浊、基底层与针尖层分层明显、机械强度较好、皮肤穿刺率高以及针尖溶解性较好的处方作为最佳处方进行载药微针的制备，并将结果记录在表 4-1 中。

表 4-1　空白可溶微针针尖液的处方筛选

处方编号	微针外观形态		机械强度（N/片）	皮肤穿刺能力（%）	针尖溶解性
	手持数码显微镜	倒置显微镜			

2. 多西环素微针的含量测定　平行测定 3 片多西环素微针针尖的载药量，并将结果记录在表 4-2 中。

表 4-2　多西环素微针的含量测定

微针编号	微针针尖载药量（μg/片）

五、思考题

1. 可溶微针与传统经皮给药制剂的区别和优势有哪些？

2. 影响可溶微针质量的因素有哪些？

3. 影响可溶微针载药量大小的因素有哪些？

4. 如何筛选合适的微针针尖材料？

实验二　静电纺丝纳米纤维的制备及评价

一、实验目的

1. 掌握溶液静电纺丝仪的基本操作。

2. 熟悉电纺纤维膜的特点。

3. 了解组织工程支架材料常用的评价方法。

二、实验原理

溶液静电纺丝技术的基本原理是带电聚合物溶液在高压静电场中受到电场力的作用被拉伸，当电场力大于聚合物液滴的表面张力时，聚合物将形成喷射细流，在喷射过程中溶剂挥发，纤维固化，最终落在接收装置上即得无纺布状的纤维膜。静电纺丝法制备的纳米纤维具有比表面积大、孔隙率高等特点，在组织工程、伤口修复、药物载体等方面具有较好的应用前景。

骨组织工程支架可解决捐赠体短缺、捐赠部位易出现并发症、异体移植易产生免疫反应、外源性植入体与机体不能融合等问题，已成为解决目前骨移植材料缺点最有前景的方法。

纳米羟基磷灰石（nHAp）是人体骨骼、牙齿的主要成分，具有良好的生物相容性、生物活性，可诱导骨组织再生，是一种理想的骨组织工程支架材料。而单纯的 nHAp 材料具有一定的脆性且降解性较差。

天然高分子材料如玉米醇溶蛋白、明胶、胶原等，来源于天然的植物、动物，具有很好的生物相容性和生物可降解性。其中，玉米醇溶蛋白（zein）是一种从植物中提取的可再生资源，具有成本低廉、无免疫原性的优势。明胶（gelatin）来源于动物体内，是一种传统的药用辅料，与细胞具有较好的亲和作用，在组织工程领域具有很好的应用前景。

本实验通过静电纺丝技术制备 zein/gelatin/nHAp 电纺纤维膜，有望结合不同材料优势，得到一种具有良好生物相容性、生物可降解性，同时可促进骨组织修复的组织工程支架材料。

zein/gelatin/nHAp 电纺纤维膜的制备工艺流程如图 4-2 所示。

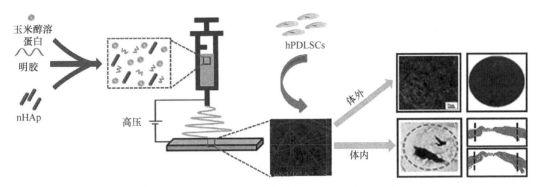

图 4-2　zein/gelatin/nHAp 电纺纤维膜的制备工艺流程

三、实验内容

（一）实验材料与仪器

1. 实验材料　玉米醇溶蛋白（zein）、明胶（gelatin）、纳米羟基磷灰石（nHAp）、六氟异丙醇（HFIP）等。

2. 实验仪器　静电纺丝仪、扫描电镜、接触角测试仪、分析天平等。

（二）实验部分

zein/gelatin/nHAp 电纺纤维膜的制备

（1）处方（表 4-3）

表 4-3　不同组别 zein/gelatin/nHAp 处方配比

组别	玉米醇溶蛋白（g）	明胶（g）	nHAp（g）	HFIP（ml）
zein/gelatin	0.50	0.17	0	5
zein/gelatin/nHAp-1	0.50	0.17	0.05	5
zein/gelatin/nHAp-2	0.50	0.17	0.10	5
zein/gelatin/nHAp-3	0.50	0.17	0.17	5

（2）实验步骤：电纺纤维膜的制备。按表 4-3 处方配比分别称取玉米醇溶蛋白与明胶样品溶于六氟异丙醇中，在电压 20 kV、接收距离 15 cm、推进速率为 0.008 mm/min 的条件下进行电纺，分别得到不同比例的 zein/gelatin 及 zein/gelatin/nHAp 电纺纤维膜。

（3）性能评价

1）电纺纤维膜的形貌表征：使用扫描电子显微镜（scanning electron microscope，SEM）对不同组别 zein/gelatin/nHAp 电纺纤维膜表面进行观察。

2）电纺纤维膜的表面接触角表征：使用表面接触角测量仪对不同组别 zein/gelatin/nHAp 电纺纤维膜表面接触角进行测定，每组取 3 个样品进行测试，计算平均值。

3）电纺纤维膜的生物相容性评价：使用人牙周膜干细胞（hPDLSCs）作为模型细胞，对不同组别 zein/gelatin/nHAp 电纺纤维膜的生物相容性进行评价。

4）电纺纤维膜促进成骨修复性能评价：使用 SD 大鼠构建颅骨缺损模型，在缺损处放入准备好的各组别电纺纤维膜，使用可吸收线将骨膜及皮肤层分层缝合，术后注意观察。于术后 6 周及 12 周两个时间点分别以过量麻醉药随机处死 SD 大鼠，取材，获得实验大鼠头部缺损修复的骨标本，分析骨组织修复情况。

四、实验结果与讨论

1. 记录实验结果，并对所制电纺纤维膜进行评价。

对电纺纤维膜的 SEM 形貌、表面接触角、生物相容性、促进成骨修复性能进行评价，并分别记录结果。

2. 请分析 zein/gelatin/nHAp 电纺纤维膜中各组分的作用，并对评价结果进行分析。

五、思考题

1. 采用本实验方法进行骨组织修复，相比于传统的异体移植法有哪些优势？

2. 研究中加入的纳米羟基磷灰石有什么作用？

3. 在促进成骨修复性能评价中，负载了 hPDLSCs 的 zein/gelatin/nHAp 电纺纤维膜相比于不含干细胞的组别体现了出更好的修复效果，该结果可以给我们带来什么启发？

实验三　红细胞膜载药纳米囊泡的制备及特性考察

一、实验目的

1. 掌握红细胞膜载药纳米囊泡的基本制备方法。

2. 熟悉红细胞膜载药纳米囊泡表征及理化特性的考察方法。

3. 熟悉红细胞膜载药纳米囊泡设计的一般思路。

二、实验原理

细胞治疗（cell therapy）是一种以自体细胞为基础的诊治方法，它能提高化学药物及生物药物的治疗效果，包括癌症免疫治疗、组织再生干细胞治疗等方法已经取得了长足的进步，其中红细胞由于独特的功能成为了一种潜在的热门药物载体。

以红细胞膜作为药物载体具有诸多优点：①红细胞在血液中存量丰富 [$(3.5\sim5) \times 10^{12}$/L]，易通过分离纯化获得；②红细胞寿命长达到 120 d，具有长循环特性，能够连续缓慢释放药物；③红细胞膜内无遗传物质，没有基因突变风险，能够高效负载药物；④红细胞具有免疫特性，其表面镶嵌的膜蛋白，可避免转运过程中组织细胞的识别吞噬（如红细胞膜表面 CD47 可与巨噬细胞 SIRP 结合抑制其作用）；⑤可通过物理、化学方法在膜表面锚定特异性配体实现分子识别和驱动靶向功能。目前已有红细胞膜载药系统进入了临床研究，如地塞米松红细胞囊泡可用于治疗共济失调性毛细血管扩张，欧洲药监局对此给予孤儿药认定并开展临床试验。Erytech Pharma 与 Teva 制药基于红细胞囊泡联合开发的 Eryaspase 可用于实体肿瘤治疗，该产品已进入乳腺癌治疗 II 期临床试验和胰腺癌治疗 III 期临床试验。

本实验属于创新性实验，旨在通过构建红细胞膜载药纳米囊泡使学生熟悉细胞膜仿生囊泡药物载体的特性，载药纳米囊泡的设计原理、制备工艺、理化表征和分析检测方法，为同类新型制剂的设计提供相关依据。

三、实验内容

（一）实验材料与仪器

1. 实验材料　盐酸多柔比星（doxorubicin，DOX）、氯化钠（NaCl）、氯化钾（KCl）、磷酸氢二钠（Na_2HPO_4）、磷酸二氢钾（KH_2PO_4）、磷酸、考马斯亮蓝、聚丙烯酰胺、十二烷基硫酸钠、甲醇、乙腈、纯化水、大鼠全血、1% 乙酸双氧铀等。

2. 实验仪器　1/10 000 电子天平、pH 计、脂质体挤出器、聚碳酸酯膜、透析袋、超滤离心管、高效液相色谱仪、激光粒度测定仪、电泳仪、紫外-可见分光光度计、高速离心机等。

（二）实验部分

1. 红细胞膜载药纳米囊泡的制备

（1）PBS 溶液的配制：称量 NaCl 8.0 g，KCl 0.2 g，$Na_2HPO_4 \cdot H_2O$ 2.9 g，KH_2PO_4 0.2 g，加纯化水溶解并定容至 100 ml，超声溶解完全即得高渗 PBS 溶液（10 ×，pH = 7.4），取该溶液 10 ml 加入 90 ml 纯化水得等渗 PBS 溶液（1 ×），取 25 ml PBS 溶液（1 ×）加入 75 ml 纯化水得低渗 PBS 溶液（0.25 ×）。

（2）红细胞膜的提取：大鼠眼眶静脉丛取全血 1 ml，4000 r/min 离心 10 min，弃去血浆和血小板层，加入 4 倍体积预冷的 1 ×PBS 溶液充分吹打，4000 r/min 离心 10 min 弃上清液，重复上述操作 3 次，得压积红细胞。取 1 ml 压积红细胞，加入 4 倍体积 0.25 ×PBS 溶液 4℃低渗裂解 20 min（每 5 分钟上下颠倒 1 次），6000 r/min 离心 10 min，弃上清，反复清洗直到上清无色，离心后收集粉色沉淀即为红细胞膜，加入 1 ml 0.25 ×PBS 溶液分散于 4℃保存待用。

（3）载药红细胞纳米囊泡的制备：取 DOX 50 mg 溶于 9 ml 0.25 ×PBS，并加入到 1 ml 前述红细胞膜分散液中，在 4℃下孵育 30 min 并保持振荡，随后加入 10 ×PBS 溶液 0.75 ml，37℃共孵育 60 min，离心弃上清液后用 1 ×PBS 溶液 5 ml 重新悬浮得载药红细胞囊泡。通过挤压法将载药红细胞囊泡通过系列孔径的聚碳酸酯膜（1000 nm、800 nm、400 nm 和 200 nm），8000 r/min 超滤 10 min 除去游离药物后，重悬得红细胞膜载药纳米囊泡。

2. DOX 定量分析方法的建立

（1）色谱条件：ODS C_{18} 色谱柱（150 mm× 4.6 mm，5 μm），流动相为 0.5% 磷酸-甲醇-乙腈（60∶23∶17），流速为 1.0 ml/min，检测波长 240 nm，柱温 40℃，进样量 20 μl。

（2）专属性考察：精密吸取空白红细胞膜纳米囊泡和红细胞膜载药纳米囊泡适量，加入 10 倍量体积甲醇稀释并适当超声，4000 r/min 离心 10 min 后，取上清液经 0.45 μm 微孔滤膜过滤，按（1）项下色谱条件进行 HPLC 分析，考察其方法专属性。

（3）标准曲线：精密称取 50 mg DOX，置于 50 ml 容量瓶中，加适量甲醇溶解并定容至刻度得 1 mg/ml 储备液。精密吸取适量储备液，分别配制浓度为 0.4 μg/ml、1.0 μg/ml、2.0 μg/ml、4.0 μg/ml、6.0 μg/ml、8.0 μg/ml 的 DOX 标准溶液进行 HPLC 分析，记录各浓度对应的峰面积，以浓度对峰面积进行线性回归，得回归曲线。

（4）精密度考察：精密配制浓度为 0.4 μg/ml、4 μg/ml、8 μg/ml 三个浓度 DOX 标准液，按（1）项下色谱条件测定，重复 6 次，计算其精密度。

（5）回收率实验：取空白红细胞膜纳米囊泡 100 μl，加入 1.0 ml 浓度分别为 2.0 μg/ml、20.0 μg/ml、40.0 μg/ml DOX 甲醇溶液，定容至 5 ml 容量瓶，超声涡旋 10 min，得到浓度分别为

0.4 μg/ml、4.0 μg/ml、8.0 μg/ml DOX 溶液。10 000 r/min 离心 10 min 后取上清液按（1）项下色谱条件分析，计算 DOX 的绝对回收率。

（6）DOX 含量测定：取载 DOX 红细胞膜纳米囊泡适量，加入 10 倍量体积甲醇稀释并适当超声，4000 r/min 离心 10 min 后，取上清液经 0.45 μm 微孔滤膜过滤，按（1）项下色谱条件进行 HPLC 分析，根据标准曲线计算药物含量。

3. DOX 包封率的测定　取载 DOX 红细胞膜纳米囊泡 0.5 ml，置于超滤离心管中，8000 r/min 离心 10 min，取离心管下部溶液 50 μl，按（1）项下色谱条件进行 HPLC 分析，计算水相中游离 DOX 量。取红细胞膜载药纳米囊泡 0.5 ml，加入 4.5 ml 甲醇超声后离心取上清液，按（1）项下 HPLC 分析，计算制剂中 DOX 总量，包封率按下式计算获得，其中 $M_总$ 表示 DOX 总量，$M_游$ 表示水相中 DOX 量。

$$包封率（\%）=\frac{M_总 - M_游}{M_总}\times100\%$$

4. 红细胞膜载药纳米囊泡的表征

（1）形态学观察：采用透射电子显微镜（transmission electron microscope，TEM）观察红细胞膜载药纳米囊泡的结构。取样品溶液 20 μl 放置在碳涂层铜网上干燥 10 min，用 200 μl 纯化水冲洗铜网并用 1% 乙酸双氧铀染色，采用 TEM 放大适宜倍数观察。

（2）粒径及表面电位：采用激光粒度测定仪分析粒子大小及表面电位。取样品溶液 20 μl 用 1 × PBS 稀释 500 倍，采用适宜激光粒度测定仪测量粒子粒径及表面电位（必要时粒径测定可选择适宜权重保证结果测定的准确性）。

（3）膜蛋白含量分析：采用聚丙烯酰胺凝胶电泳法（SDS-PAGE）分析红细胞膜蛋白含量的变化。取空白红细胞膜与红细胞膜载药纳米囊泡适量，分别加入 4 倍体积的细胞裂解液，4℃共孵育 20 min，8000 r/min 离心 10 min 后取上清液测蛋白含量，上样量为 30 μg，电压 100 V，电泳时间 2 h，考马斯亮蓝染色 1 h，使用凝胶电泳成像系统观察。

（4）体外释放实验：取红细胞膜载药纳米囊泡 1 ml 置于 3500 Da 透析袋内，封口后置于 200 ml 1 × PBS 溶液的烧杯中，37℃，50 r/min 磁力搅拌。同时以相同浓度的 DOX 溶液作为对照组。在预设时间点（0.5 h、1 h、1.5 h、2 h、4 h、8 h、12 h）定量吸取 5 ml 透析液，并及时补充等量同温介质，将取出的透析液用 0.22 μm 滤膜过滤，按（1）项下条件进行 HPLC 色谱条件测定，并计算不同时间内药物的累计释放量。

5. 红细胞膜载药纳米囊泡稳定性考察　将红细胞膜载药纳米囊泡置于 4℃冰箱，并分别于 0 d、7 d、14 d、21 d 时取出，以外观、粒径、电位、pH、包封率、药物含量为指标评价制剂的留样稳定性。

四、实验结果与讨论

1. HPLC 分析方法的建立　建立 HPLC 测定 DOX 的方法学，判断方法专属性并将各项结果填入表 4-4 和表 4-5。

表 4-4　标准曲线

DOX（μg/ml）	0.4	1.0	2.0	4.0	6.0	8.0
峰面积						

表 4-5 精密度与回收率

DOX（μg/ml）	RSD$_{日内}$（%）	RSD$_{日间}$（%）	绝对回收率（%）
0.4			
4.0			
8.0			

2. 理化性质分析 计算红细胞膜载药纳米囊泡中 DOX 的药物含量及包封率。测定纳米药物的粒径及表面电位，分析粒子大小与荷电性对制剂稳定性的影响。对比红细胞膜表面蛋白的种类与含量变化，讨论制剂在血液中的被识别特性与膜蛋白的关系。

3. DOX 的释放特性 测定药物的释放百分含量并填入表 4-6，绘制药物体外释放曲线图。

表 4-6 DOX 体外释放结果

取样时间（h）	0.5	1	1.5	2	4	8	12
HPLC 峰面积							
药物浓度（μg/ml）							
累计释放率（%）							

4. 稳定性考察 在预设时间点取样测定分析，并将结果填入表 4-7，判断制剂的稳定性。

表 4-7 稳定性实验结果

取样时间（d）	考察指标					
	外观	粒径（nm）	电位（mV）	pH	包封率（%）	药物含量（mg/ml）
0						
7						
14						
21						

五、思考题

1. 影响红细胞膜载药的物理因素和化学因素有哪些？

2. 制备工艺如何影响红细胞膜纳米囊泡的稳定性？

3. 对于难溶性药物如何制备红细胞膜纳米囊泡？

实验四 GLUT-1 介导的氧化还原响应型紫杉醇纳米胶束的制备及评价

一、实验目的

1. 掌握靶向制剂的概念及特点。

2. 掌握纳米胶束的制备、载药量及包封率的计算。

3. 熟悉纳米药物体外对细胞生物功能的检测。

4. 了解纳米药物体内抗瘤的测定。

二、实验原理

多药耐药（MDR）是临床化疗成功的主要障碍。P-糖蛋白（P-gp）在许多 MDR 细胞的质膜中过表达，并介导药物外排。许多纳米药物输送系统已被用于抑制由 P-gp 介导的药物外排。特别是一些功能的引入增加了纳米药物的治疗效果。例如，刺激响应性技术中的酸敏感、氧化还原响应性、酶响应性等基团或者功能键的引入，显著提高了纳米药物杀死肿瘤耐药细胞效果。另外，具有肿瘤靶向的载药纳米胶束也发挥重要作用，文献报道它可以绕过 P-gp 增加肿瘤中的药物浓度来杀死 MDR 肿瘤细胞。

肿瘤细胞表面高表达葡萄糖转运蛋白 1（GLUT-1），而 GLUT-1 又与氨基葡萄糖（AG）特异性结合，因此借助氨基葡萄糖修饰载体可以实现肿瘤靶向作用。本课题选择生物降解材料聚乳酸（PLA），通过共价键接上聚乙二醇（PEG），并且在 PGE 的另外一端再接上 AG，获得聚合物载体（AG-PEG-PLA，APP）。该载体载紫杉醇（PTX）得 APP/PTX 纳米胶束，有效杀死耐受 PTX 的 A549 肺癌细胞。该项目成果先后获得广东省科技进步奖一等奖、广东省药理学会科技成果奖二等奖、广东省药理学会青年优秀论文三等奖等，同时该成果制作成虚拟仿真教学软件应用到课堂，获得良好效果。

三、实验内容

（一）实验材料与仪器

1. 实验材料 PTX、PBS、AG、Vc（维生素 C）、DMSO（二甲基亚砜）、PLA、PEG-PLA（PP）、香豆素 6（C6）、CCK8 试剂盒、A549/ADR 细胞、甲醇、透析袋、注射器等。

2. 实验仪器 Zetasizer Nano ZS90 粒度仪、高效液相色谱仪、荧光显微镜、CO_2 培养箱、多功能酶标仪等。

（二）实验部分

1. 靶向纳米药物的制备及表征

（1）制法

1）要求：参考相关文献，在现有条件下，制备具有肿瘤细胞靶向的药物载体（如 APP：AG-PEG-PLA；VPP：Vc-PEG-PLA；PPP：PLA-PEG-PLA）。

2）PTX 被包载的纳米胶束的制备。10 mg PTX 溶于 10 ml 无水 DMSO 中。加入 100 mg 载体后，将混合溶液搅拌过夜，转移到透析袋（MWCO，3.5 kDa），并在室温下透析 24 h。最终产物用注射器（0.45 mm）过滤。用 Zetasizer Nano ZS90 粒度仪测试纳米粒子的粒径和 Zeta 电位。

（2）注意事项：关于取样时间，原则上至少取 3 个时间点，第一个点为开始 0.5～2 h 的取样时间点，用于考察药物是否有突释现象，中间取样点为了确定载药系统的释药特性，最后一个时间点考察药物释放是否完全。且释放度全过程不低于给药时间且释放药物要达到药物总量的 90% 以上。在实际操作中，建议根据药物的释药特性进行多个时间点的选择。所选时间点必须能够反映药物的突释、缓释及完全释放的程度。取样时间点越密集，越能反映释药过程。

（3）质量检查

1）高效液相色谱法测定纳米药物体外释药量：取 610 mg PTX 纳米胶束溶解在 1 ml PBS 中，再将该 1 ml 溶液转移加入至透析管，密封并进入 10 ml PBS 缓冲液，在每个预定的时间间隔取出等份试样（0.5 ml）用于 PTX 的定量，同时加入等体积的新鲜 PBS 以保持系统恒定；收集的 PTX 浓度溶液通过 HPLC 分析确定。

制备的纳米胶束含 PTX（50 mg/ml）溶解在 PBS 缓冲液（0.02 mol/L，pH 7.4）中。将该 1 ml 溶液转移加入至透析管，透析管装有 PBS 缓冲液（10 ml）的 PBS 缓冲液。以预定的间隔收集外部缓冲液（0.5 h、1 h、2 h、5 h、8 h、12 h、24 h、48 h、96 h），加入等量的新鲜缓冲液。收集的 PTX 浓度溶液通过 HPLC 分析确定。

载药量（DLC）和包封率（DLE）根据以下公式计算：

载药量（%）=［包载的药物重量 /（聚合物＋药物的重量）］×100%

包封率（%）=（包载的药物重量/加入的药物重量）×100%。

2）体外细胞靶向试验（如 APP/PTX 加入）：每孔 1×10^5 个 A549/ADR 细胞接种在 12 孔板中。分别加入各组纳米药物（PBS，PP/PTX，APP/PTX，AG+APP/PTX，），37℃下孵育 15 min。C6 浓度为 1.0 mmol/L。然后用冷的甲醇、PBS 依次冲洗 3 次，然后用 Hoechst 33342 染色 10 min，荧光显微镜观察。

3）细胞毒性实验：将 A549 细胞和 A549/ADR 细胞接种在 96 孔板（每孔 5000～10 000 的密度），CO_2 培养箱 37℃培养过夜。分别加入不同组（PBS，PP/PTX，CPP/PTX，APP/PTX）药物与细胞中（PTX 的终浓度分别为 0 mmol/L、0.01 mmol/L、0.05 mmol/L、0.25 mmol/L、1.25 mmol/L、6.25 mmol/L、31.25 mmol/L，每组 5 个复孔），在 37℃下孵育 48 h 后，用 CCK8 试剂盒测定细胞活力。

四、实验结果与讨论

1. 各组 PTX 纳米胶束特征，见表 4-8。

表 4-8　各组 PTT 纳米胶束表征

组别	粒径	DLC（%）	DLE（%）

2. 各组 PTX 纳米胶束体外释放度试验结果，见表 4-9。

表 4-9　各组 PTT 纳米胶束体外释放度

组别	时间（h）								
	0.5	1	2	5	8	12	24	48	96

3. PTX 纳米胶束体外肿瘤细胞靶向性测试，见表 4-10。

表 4-10　PTX 纳米胶束体外肿瘤细胞靶向性测试

组别	转染率（%）	荧光强度

4. 各组 PTX 纳米胶束体外抑制肿瘤细胞生存率的测定结果，见表 4-11。

表 4-11　各组 PTX 纳米胶束体外抑制肿瘤细胞生存率

组别	24 h	48 h

五、思考题

1. 什么是靶向制剂？有哪些特点？

2. 设计一款靶向制剂要考虑哪些因素？

3. 如何确定靶向纳米药物的释放度标准？

4. 肿瘤耐药的机制有哪些？

参 考 文 献

陈钢, 田燕, 2021. 药剂学实验. 北京: 科学出版社.

陈美丽, 邵长键, 张贵民, 2023. 苯磺酸氢氯地平口溶膜剂的开发及质量评价. 山东化工, 52(16): 21-24, 27.

陈舒婉, 吴建国, 吴锦忠, 等, 2019. 多指标单因素试验优选荷叶黄酮苷的提取工艺. 海峡药学, 31(3): 28-31.

崔福德, 2022. 药剂学实验指导. 3 版. 北京: 人民卫生出版社.

方亮, 2023. 药剂学. 9 版. 北京: 人民卫生出版社.

关延彬, 韩冰, 田雨冬, 2019. 姜黄素脂质体的制备及质量评价. 中药材, 42(2): 385-389.

国家药典委员会, 2020. 中华人民共和国药典 2020 年版. 北京: 中国医药科技出版社.

韩丽, 2020. 药剂学实验. 北京: 中国医药科技出版社.

何勤, 张志荣, 2021. 药剂学. 3 版. 北京: 高等教育出版社.

胡海燕, 吴传斌, 2020. 药剂学实验教程. 广州: 中山大学出版社.

黄秋狄, 孙继秋, 万细岚, 等, 2022. 正交试验优选镇眩方提取纯化工艺. 宁夏医科大学学报, 5(44): 534-536.

唐星, 2019. 药剂学. 4 版. 北京: 中国医药科技出版社.

吴正红, 祁小乐, 2020. 药剂学. 北京: 中国医药科技出版社.

武雅婷, 师雯雯, 黄秋狄, 等, 2020. 正交试验法优选文熙暖茶的提取与纯化工艺. 贵州中医药大学学报, 9(42): 23-26.

伊博文, 李梦薇, 郑蕊, 等, 2022. 辣黄白通便复方颗粒剂处方与生产工艺研究. 中成药, 44(9): 2948-2953.

张志志, 2023. 药剂学实验指导. 上海: 复旦大学出版社.

周建平, 2020. 药剂学实验与指导. 2 版. 北京: 中国医药科技出版社.

周烨, 金怡兰, 顾悦, 等, 2021. 富马酸福莫特罗口腔速溶膜剂的制备和评价. 南通大学学报 (医学版), 41(1): 15-19.

OU QM, MIAO YL, YANG FQ, et al, 2019. Zein/gelatin/nanohydroxyapatite nanofibrous scaffolds are biocompatible and promote osteogenic differentiation of human periodontal ligament stem cells. Biomaterials Science, 7: 1973-1983.

ZHANG LY, HUANG PJ, HUANG SB, et al, 2022. Development of ligand modified erythrocyte coated polydopamine nanomedicine to codeliver chemotherapeutic agent and oxygen for chemo-photothermal synergistic cancer therapy. International Journal of Pharmaceutics, 626: 122156.

Zheng GD, Wang KH, Chen BZ, et al, 2022. The enhanced solubility and anti-lipase activity of citrus peel polymethoxyflavonoids extracts with liposomal encapsulation. LWT, 161: 113395.

ZHOU Y, MIAO YL, HUANG QD, et al, 2023. A redox-responsive self-assembling COA-4-arm PEG prodrug nanosystem for dual drug delivery suppresses cancer metastasis and drug resistance by downregulating hsp90 expression. Acta Pharmaceutica Sinica, 13(7): 3153-3167.

附　　录

附录一　单因素设计、正交设计

单因素设计

一、试验原理与过程

单因素试验法，又称单因素设计。它通过保持其他试验条件（称为因素）不变，选择一个因素分成若干等级（称为水平）进行试验。考察各因素不同水平下对试验结果的影响大小，可以筛选出试验的主要因素和优化水平。因为试验中的自变量单一、明确，试验难度相对较小。

为更有效进行药物制剂处方筛选和工艺优化常需做单因素试验，其过程是：①首先明确试验目的，确定评定试验结果的指标。②根据现有的知识、经验挑选出多个可能影响结果指标的因素，依次只改变其中一个因素，而保持其他因素不变进行试验。③根据因素对结果指标的影响大小，筛选出主要影响因素并确定各主要因素的水平值优化范围。

单因素试验可以研究不同因素对制剂处方和工艺的影响，其常结合多因素试验，如与正交试验一起用于优选药物制剂的最佳处方和工艺。

二、举例

1. 辣黄白通便复方颗粒剂处方与生产工艺研究　方法以成型率、流动性、溶化性、吸湿性为评价指标，采用单因素试验考察乳糖与浸膏粉比例、原辅料混合时间、湿法制粒时间、颗粒干燥温度、整粒筛目数等因素。在单因素试验基础上，结合多因素试验优化了处方和工艺条件，所得颗粒各项指标良好，合格率高。

2. 多指标单因素试验优选荷叶黄酮苷的提取工艺　方法采用高效液相色谱法检测荷叶中槲皮素-3-O-β-D-葡萄糖醛酸苷、金丝桃苷、异槲皮苷得率，并以其为指标，采用单因素实验优化荷叶黄酮苷的回流提取工艺。结果最佳提取工艺为：在90℃条件下，70% 乙醇，16 倍量，加热回流提取三次，1 次 1 h。在最佳提取工艺条件下，荷叶中 3 种黄酮苷槲皮素-3-O-β-D-葡萄糖醛酸苷、金丝桃苷、异槲皮苷的转移率分别为79.66%、44.00%、75.13%。优化工艺操作简单，稳定可靠，可用于荷叶黄酮苷类成分的提取。

正 交 设 计

一、试验原理

正交试验法，又称正交设计，也称多因素正交选优法。它是一种利用正交表来安排多因素试验的科学方法，属于数学概率统计的内容。由于正交表将各试验因素、各水平间的组合均匀搭配，合理安排，减少了试验次数。因此它是一种多因素、多水平、高效且经济的试验方法。

为了更有效进行药物制剂的处方筛选和工艺优化，常需要使用正交试验。现将正交试验的原理及使用方法做简单介绍。

在生产和科学研究中，常需要考察多种试验条件（称为因素）及每一种条件中若干等级（称为水平）对试验结果的影响。如果对每个因素不同水平的相互搭配进行全面试验的话，次数很多，例如有 5 个因素，每个因素取 3 个水平，全面试验的次数则为 $5^3 = 125$ 次。由于种种的原因限制，往往不能做到。正交试验是利用数学统计的观点，应用正交性原理，从全面试验点中挑选具有代表性的点进行试验。挑选的点具有"均匀分散"和"整齐可比"的特点，安排试验次数仅为水平数平方的整倍数，故正交试验是一种试验次数少，并能处理多因素试验的一种科学方法。

在正交试验中，使用正交表进行整体试验、综合比较和分析试验结果。正交表的构造见附注。每个正交表都有一个代号，如 $L_9(3^4)$、$L_8(2^7)$ 等，其中符号和数字的意义为：以 $L_9(3^4)$ 为例，其中 L 表示正交表；L 的下标 9 表示正交表的行数，即使用该表安排试验时所需的试验次数；括号内底数 3 表示各因素的水平数；括号内上标的指数 4 表示正交表的列数，即用该表安排试验时因素的个数。

常用的正交表有 2 水平的，如 $L_4(2^3)$、$L_8(2^7)$ 等；有 3 水平的，如 $L_9(3^4)$、$L_{18}(3^7)$ 等；有 4 水平的，如 $L_{16}(4^5)$ 等。

二、正交试验过程

1. 首先明确试验目的，确定评定试验结果的指标，挑选影响指标的因素和水平。这些通常根据现有的知识、经验或作必要的预试验后确定。

2. 正确选用正交表，一般根据因素、水平的多少及试验工作量的大小而定。例如，考虑一个 3 因素 2 水平的问题，可选用 $L_4(2^3)$，只做 4 次试验；如每个因素都是 3 个水平，有 4 个因素时，一般选 $L_9(3^4)$，需做 9 次试验。在保证试验结果的基础上，减少因素的水平数，可减少试验次数。

作表头设计，选取正交表后，把各个因素分别填入正交表表头相应的列号上。

3. 正确制定考察指标，列出试验方案。对于表头上填有因素的每一列中的数字依次换成该因素的实际水平，便得到每次试验的条件。试验顺序可不按正交表上排定的试验号，可采用随机方法。

4. 按拟定的试验条件和顺序进行试验，记录试验结果并对考察指标进行统计分析，找出影响指标因素的大小顺序，选出最优组合。

正交设计的分析有直观分析法、极差法和方差分析法等。其中直观分析法是正交试验数据分析方法中最常用的一种，具有简单、直观、计算量小的优点。直观分析法首先计算综合平均值，选择最优水平。将正交表中该因素下同一水平的各次试验结果求算平均值，称为综合平均值。可根据专业知识判断，如果试验结果越大（小）越好，则综合平均值大（小）的水平即为对指标有利的水平。然后计算极差，各因素最好的综合平均值与最差的综合平均值之差，称为正交表中的极差，用 R 表示。极差的大小反映出同一因素的不同水平对试验指标的影响程度，R 越大，表明该因素对试验指标的影响越大，它就越重要，从而可排出各因素对指标的影响顺序。如 A、B、C、D 4 个因素，A 因素的极差最大，说明 A 对指标影响最大，D 次之，C 影响最小，则它们的排列顺序为 A＞D＞B＞C。最后选出最优化的组合。

5. 进行验证试验，对选出的最优组合进行试验验证，以确定所选出最优组合的实际效果。

在多因素的试验中，不仅各因素对指标单独起作用，有时各因素之间会联合起来影响某一指标，即存在交互作用。通常 2 因素 A 和 B 间的交互作用，计作 A×B 两列间的交互作用。在常用的正交表中，有的表后附有二列间的交互作用表，它是专门用来分析交互作用。现以附注中的 $L_8(2^7)$ 正交表及其二列间交互作用表（简称交互表）为例说明这一类表的用法。$L_8(2^7)$ 交互表中所有数字都是 $L_8(2^7)$ 正交表的列号，最右边和最上边的数字同时还是 $L_8(2^7)$ 正交表的行号和列号，括号里的数字同时也是 $L_8(2^7)$ 正交表的行号。

对于有交互作用列正交表的选择和设计，不仅考虑每个因素各占一列，而且两个有交互作用的也各占一列，故对 3 因素 2 水平有交互作用的正交试验应选用 $L_8(2^7)$ 正交表。在作表头设计时，各因素与交互作用列不能任意放置，需查两列间的交互作用表。然后列出试验方案，进行试验，分析结果（注意交互作用不是具体因素，是因素间的联合搭配作用，当然也就无所谓水平）。

在试验中往往会碰到水平不等的情况，如受条件限制，某些因素不能多选水平，或偏重考察某些因素而多选几个水平等，称这种试验为混合水平的多因素试验。安排这种试验可直接选用合适的混合正交表，如 $L_8(4 \times 2^4)$ 表，它可安排 1 个 4 水平的因素，4 个 2 水平的因素，共做 8 次试验，其结果分析同上述等水平的正交试验。

上面讨论的正交试验指标只有一个，即单指标试验。在实际工作中用来衡量试验结果的指标往往不止一个，称为多指标试验。在多指标试验中，应考虑如何兼顾各项指标，以得出使各项指标都尽可能好或比较好的各因素水平组合，常用的方法是综合评分法和综合平衡法。

综合评分法是指在多指标试验中，根据具体情况和要求，对每项试验评出各项指标的得分，然后计算综合得分，把每个试验号试验的综合分数作为单一试验指标进行分析。

综合平衡法是分别把各项指标按单一指标进行分析，然后再把对各个指标计算分析的结果进行综合平衡，从而确定各个因素的最优或较优的组合。

三、举例

二氢杨梅素微囊的制备工艺

1. 确定试验目的和考察指标　本试验的目的是制备二氢杨梅素微囊，使二氢杨梅素免受胃内的酸性环境的影响，提高生物利用度。本试验以包封率为评价指标，包封率的计算公式如下：

包封率（％）＝微囊中包封的药量/（微囊中包封的药量 ＋ 未包封的药量）× 100%

2. 确定考察因素和水平，选用正交试验表　根据处方前研究的单因素考察结果，选定药胶比（A）、明胶浓度（B）、搅拌速度（C）、成囊温度（D）为影响因素，每个因素选择 3 个水平，进行 4 因素 3 水平 $L_9(3^4)$ 的正交试验优化。各因素和相应的水平列于附表 1-1。

附表 1-1　因素和水平

水平	因素			
	A 药胶比	B 明胶浓度（g/L）	C 搅拌速度（r/min）	D 成囊温度（℃）
1	1∶2	3%	40	50
2	1∶3	4%	50	55
3	1∶4	5%	60	60

3. 试验设计与试验

（1）表头设计：把 4 个因素 A、B、C、D 分别排在正交表 $L_9(3^4)$ 表头的首行上，列出 9 个试验方案，见附表 1-2。

附表 1-2　试验结果

水平	A	B	C	D	包封率（100%）
1	1	1	1	1	38.58
2	1	2	2	2	42.11
3	1	3	3	3	40.96
4	2	1	2	3	55.66
5	2	2	3	1	68.01
6	2	3	1	2	59.29
7	3	1	3	2	38.92
8	3	2	1	3	42.21
9	3	3	2	1	40.91
X_1	121.65	133.16	140.08	147.50	
X_2	182.96	152.33	138.68	140.32	
X_3	122.04	141.16	147.89	138.83	
$\overline{X}_1$	40.55	44.39	46.69	49.17	
$\overline{X}_2$	60.99	50.78	46.23	46.77	
$\overline{X}_3$	40.68	47.05	49.30	46.28	
R	20.44	6.39	3.07	2.89	

（2）试验：按附表 1-2 的 9 个方案，分别采用规定量的药胶比、明胶浓度、搅拌速度、成囊温度，制备二氢杨梅素微囊。

（3）包封率的测定：取按上述处方工艺制备的二氢杨梅素微囊置于研钵中，加适量无水乙醇研磨使微囊壁破裂，然后转移至 25 ml 容量瓶，无水乙醇定容，超声 5 min，1000 r/min 离心5 min，精密吸取上清液，采用高效液相色谱法测定微囊中所含二氢杨梅素，计算包封率。

4. 试验结果与讨论

（1）计算综合平均值和极差：以因素 A 的 1 水平为例，把 A 的 1 水平的 3 次试验结果归为1 组，同法把 A 的 2 水平和 3 水平的 3 次试验结果归为第 2 组和第 3 组，分别计算各组试验结果（综合评分）的总和 X_1、X_2 和 X_3，以及其综合平均值 $\overline{X}_1$、$\overline{X}_2$ 和 $\overline{X}_3$，极差 R。

$$X_1 = 38.58 + 42.11 + 40.96 = 121.65 \qquad \overline{X}_1 = 40.55$$
$$X_2 = 55.66 + 68.01 + 59.29 = 182.96 \qquad \overline{X}_2 = 60.99$$
$$X_3 = 38.92 + 42.21 + 40.91 = 122.04 \qquad \overline{X}_3 = 40.68$$
$$R = 60.99 - 40.55 = 20.44$$

同法计算出因素 B、C、D 的综合平均值和极差，将各值填于附表 1-2 中。

（2）因素对释放度影响的顺序：由附表 1-2 可知，各因素对结果影响大小的顺序依次为 A ＞B ＞C ＞D，最优组合为 $A_2B_2C_3D_1$，即药胶比为 1：3，明胶溶液浓度为 4%，搅拌速度为 60 r/min，成囊温度 50℃。

5. 最优组合的验证　按 $A_2B_2C_3D_1$ 最优组合配制了 3 批微囊，其包封率分别为 66.12%、66.49% 和 65.78%，平均包封率为 66.13%，说明最佳处方和工艺条件重现性好，工艺可靠。

四、思考题

1. 什么叫正交试验？$L_8(2^7)$ 中每个符号与数字代表什么意思？

2. 正交表选择的原则有哪些？

3. 正交试验设计法与其他实验设计方法相比，有何优缺点？

五、附注

以下为常用正交表。

（一）2 水平

$L_4(2^3)$ 表

试验号	列号		
	1	2	3
1	1	1	1
2	1	2	2
3	2	1	2
4	2	2	1

任意二列间的相互作用出现于另一列

$L_8(2^7)$ 表

试验号	列号						
	1	2	3	4	5	6	7
1	1	1	1	1	1	1	1
2	1	1	1	2	2	2	2
3	1	2	2	1	1	2	2
4	1	2	2	2	2	1	1
5	2	1	2	1	2	1	2
6	2	1	2	2	1	2	1
7	2	2	1	1	2	2	1
8	2	2	1	2	1	1	2

$L_8(2^7)$ 表（二列间的交互作用表）

试验号	列号						
	1	2	3	4	5	6	7
	(1)	3	2	5	4	7	6
		(2)	1	6	7	4	5
			(3)	7	6	5	4
				(4)	1	2	3
					(5)	3	2
						(6)	1
							(7)

$L_{16}(2^{15})$ 表

试验号	列号														
	1	2	3	4	5	6	7	8	9	10	11	12	13	14	15
1	1	1	1	1	1	1	1	1	1	1	1	1	1	1	1
2	1	1	1	1	1	1	1	2	2	2	2	2	2	2	2
3	1	1	1	2	2	2	2	1	1	1	1	2	2	2	2
4	1	1	1	2	2	2	2	2	2	2	2	1	1	1	1
5	1	2	2	1	1	2	2	1	1	2	2	1	1	2	2
6	1	2	2	1	1	2	2	2	2	1	1	2	2	1	1
7	1	2	2	2	2	1	1	1	1	2	2	2	2	1	1
8	1	2	2	2	2	1	1	2	2	1	1	1	1	2	2
9	2	1	2	1	2	1	2	1	2	1	2	1	2	1	2
10	2	1	2	1	2	1	2	2	1	2	1	2	1	2	1
11	2	1	2	2	1	2	1	1	2	1	2	2	1	2	1
12	2	1	2	2	1	2	1	2	1	2	1	1	2	1	2
13	2	2	1	1	2	2	1	1	2	2	1	1	2	2	1
14	2	2	1	1	2	2	1	2	1	1	2	2	1	1	2
15	2	2	1	2	1	1	2	1	2	2	1	2	1	1	2
16	2	2	1	2	1	1	2	2	1	1	2	1	2	2	1

（二）3水平

$L_9(3^4)$ 表

试验号	列号			
	1	2	3	4
1	1	1	1	1
2	1	2	2	2
3	1	3	3	3
4	2	1	2	3
5	2	2	3	1
6	2	3	1	2
7	3	1	3	2
8	3	2	1	3
9	3	3	2	1

任意二列间的交互作用出现于另外二列

$L_{18}(3^7)$ 表

试验号	列号						
	1	2	3	4	5	6	7
1	1	1	1	1	1	1	1
2	1	2	2	2	2	2	2
3	1	3	3	3	3	3	2

试验号	列号						
	1	2	3	4	5	6	7
4	2	1	1	2	2	3	3
5	2	2	2	3	3	1	1
6	2	3	3	1	1	2	2
7	3	1	2	1	3	2	3
8	3	2	3	2	1	3	1
9	3	3	1	3	2	1	2
10	1	1	3	3	2	2	1
11	1	2	1	1	3	3	2
12	1	3	2	2	1	1	3
13	2	1	2	3	3	3	2
14	2	2	3	1	1	1	3
15	2	3	1	2	2	2	1
16	3	1	3	2	1	1	2
17	3	2	1	3	2	2	3
18	3	3	2	1	3	3	1

（三）4 水平

$$L_{16}(4^5) \text{ 表}$$

试验号	列号				
	1	2	3	4	5
1	1	1	1	1	1
2	1	2	2	2	2
3	1	3	3	3	3
4	1	4	4	4	4
5	2	1	2	3	4
6	2	2	1	4	3
7	2	3	4	1	2
8	2	4	3	2	1
9	3	1	3	4	2
10	3	2	4	3	1
11	3	3	1	2	4
12	3	4	2	1	3
13	4	1	4	2	3
14	4	2	3	1	4
15	4	3	2	4	1
16	4	4	1	3	2

任意二列间的交互作用出现于其他三列

附录二　药物制剂的常用辅料

（一）液体制剂的常用辅料（附表 2-1）

附表 2-1　口服液体制剂常用辅料

增溶剂	聚山梨酯类、聚氧乙烯脂肪酸酯类
助溶剂	碘化钾（I₂）、醋酸钠（茶碱）、枸橼酸（咖啡因）、苯甲酸钠（咖啡因）
潜溶剂	水溶性：乙醇、丙二醇、甘油、聚乙二醇 非水溶性：苯甲酸苄酯、苯甲醇
防腐剂	对羟基苯甲酸酯类（0.01%～0.25%）、苯甲酸及其盐（0.03%～0.1%） 山梨酸（0.02%～0.04%）、苯扎溴铵（0.02%～0.2%） 醋酸洗必泰（0.02%～0.05%）、邻苯基苯酚（0.005%～0.2%） 桉叶油（0.01%～0.05%）、桂皮油（0.01%）、薄荷油（0.05%）
矫味剂	甜味剂：蔗糖、橙油、山梨醇、甘露醇、阿司帕坦、糖精钠、天冬甜精、蛋白糖 芳香剂：柠檬、薄荷油、薄荷水、桂皮水、苹果香精、香蕉香精 胶浆剂：阿拉伯胶、羧甲基纤维素钠、琼脂、明胶、甲基纤维素 泡腾剂：有机酸＋碳酸氢钠
着色剂	天然：苏木、甜菜红、胭脂红、姜黄、胡萝卜素、松叶兰、乌饭树叶、叶绿酸铜钠盐、焦糖、氧化铁（棕红色） 合成：苋菜红、柠檬黄、胭脂红、胭脂蓝、日落黄 外用色素：伊红、品红、亚甲蓝、苏丹黄 G 等
助悬剂	低分子助悬剂：甘油、糖浆剂 天然：胶树类、如阿拉伯胶、西黄蓍胶、桃胶、海藻酸钠、琼脂、淀粉浆、硅皂土（含水硅酸铝） 合成半合成：甲基纤维素、羧甲基纤维素钠、羟甲基纤维素、卡波普、聚维酮、葡聚糖、单硬脂酸铝（触变胶）
润湿剂	表面活性剂：聚山梨酯类、聚氧乙烯蓖麻油类、泊洛沙姆等
絮凝剂与反絮凝剂	枸橼酸、枸橼酸盐、酒石酸、酒石酸盐
表面活性剂	阴离子型表面活性剂：硬脂酸钠、硬脂酸钾、油酸钠、硬脂酸钙、十二烷基硫酸钠、十六烷基硫酸化蓖麻油 非离子型表面活性剂：单甘油脂肪酸酯、三酰甘油、聚甘油硬脂酸酯、蔗糖单月桂酸酯、脂肪酸山梨坦（司盘）、聚山梨坦、卖泽（myrj）、苄泽（brij）、泊洛沙姆等
乳化剂	表面活性剂：见表面活性剂 天然乳化剂：阿拉伯胶、西黄蓍胶、明胶、杏树胶、卵黄 固体乳化剂：O/W 型乳化剂有氢氧化镁、氢氧化铝、二氧化硅、皂土等 W/O 型乳化剂有氢氧化钙、氢氧化锌等
辅助乳化剂	增加水相黏度：甲基纤维素、羧甲基纤维素钠、羟甲基纤维素、海藻酸钠、琼脂、西黄蓍胶、阿拉伯胶、黄原胶、果胶、皂土等 增加油相黏度：鲸蜡醇、蜂蜡、单硬脂酸甘油酯、硬脂酸、硬脂醇等

（二）注射剂的常用辅料（附表 2-2，附表 2-3）

附表 2-2　注射用溶剂

注射用水	纯化水经蒸馏所得的水
注射用油	植物油：麻油、茶油、花生油、玉米油、橄榄油、棉籽油、豆油、蓖麻油及桃仁油、油酸乙酯、苯甲酸苄酯
注射用非水溶剂	丙二醇（10%～60%）、聚乙二醇 400（≤50%）、二甲基乙酰胺（DMA）、乙醇（≤50%）、甘油（≤50%）、苯甲醇等

附表 2-3　注射剂常用附加剂

附加剂	浓度范围（%）	附加剂	浓度范围（%）
缓冲剂：		增溶剂、润湿剂、乳化剂：	
醋酸、醋酸钠	0.22，0.8	聚氧乙烯蓖麻油	1～65
枸橼酸、枸橼酸钠	0.5，4.0	聚山梨酯 20	0.01
乳酸	0.1	聚山梨酯 40	0.05
酒石酸、酒石酸钠	0.65，1.2	聚山梨酯 80	0.04～4.0
磷酸氢二钠、磷酸二氢钠	1.7，0.71	聚维酮	0.2～1.0
碳酸氢钠、碳酸钠	0.005，0.06	聚乙二醇-40 蓖麻油	7.0～11.5
抑菌剂：		卵磷脂	0.5～2.3
苯甲醇	1～2	泊洛沙姆 188（商品名 Pluronic F-68）	0.21
羟丙丁酯、甲酯	0.01～0.015	助悬剂：	
苯酚	0.5～1.0	明胶	2.0
三氯叔丁醇	0.25～0.50	甲基纤维素	0.03～1.05
硫柳汞	0.001～0.02	羧甲基纤维素	0.05～0.75
局麻剂：		果胶	0.2
利多卡因	0.5～1.0	填充剂：	
盐酸普鲁卡因	1.0	乳糖	1～8
苯甲醇	1.0～2.0	甘氨酸	1～10
三氯叔丁醇	0.3～0.5	甘露醇	1～10
等渗调节剂：		稳定剂：	
氯化钠	0.5～0.9	肌酐	0.5～0.8
葡萄糖	4～5	甘氨酸	1.5～2.25
甘油	2.25	烟酰胺	1.25～2.5
抗氧剂：		辛酸钠	0.4
亚硫酸钠	0.1～0.2	保护剂：	
亚硫酸氢钠	0.1～0.2	乳糖	2～5
焦亚硫酸钠	0.1～0.2	蔗糖	2～5
硫代硫酸钠	0.1	麦芽糖	2～5
抗坏血酸		人血白蛋白	0.2～2
螯合剂：			
EDTA-2Na	0.01～0.05		

（三）固体制剂的常用辅料（附表 2-4 ～附表 2-8 ）

附表 2-4　湿法制粒中常用的填充剂

可溶性填充剂	不溶性填充剂
乳糖（结晶性或粉状）、糊精、蔗糖粉、甘露醇、葡萄糖、山梨醇、果糖、赤藓糖、氯化钠	淀粉（玉米、马铃薯、小麦）、微晶纤维素、磷酸二氢钙、碳酸镁、碳酸钙、硫酸钙、水解淀粉、部分 α 化淀粉、合成硅酸铝、特殊硅酸钙

附表 2-5　常用于湿法制粒的黏合剂

	黏合剂	溶剂中浓度（%，W/V）	制粒用溶剂
淀粉类	淀粉（浆）	5~25	水
	糊精		
	预胶化淀粉	5~10	水
	蔗糖	50~70	水
纤维素类	甲基纤维素（MC）	1~5	水
	羟丙纤维素（HPC）	3~5	
	羟丙甲纤维素（HPMC）	2~10	水或乙醇-水
	羧甲基纤维素钠（CMC-Na）	1~6	水
	微晶纤维素（MCC）		干黏合剂
	乙基纤维素（EC）	1~3	乙醇
合成高分子	聚乙二醇（PEG4000，6000）	10~50	水或乙醇
	聚乙烯醇（PVA）	5~20	水
	聚维酮（PVP）	2~20	水或乙醇
天然高分子	明胶	2~10	水
	阿拉伯胶		
	西黄蓍胶		
	海藻酸钠		
	琼脂		

附表 2-6　常用崩解剂

传统崩解剂	颗粒中含有量（%，W/W）	最新崩解剂	颗粒中含有量（%，W/W）
淀粉（玉米、马铃薯）	3~15	羧甲基淀粉钠	1~8
微晶纤维素	5~20	交联羧甲基纤维素钠	5~10
海藻酸	1~5	交联聚维酮	0.5~5
海藻酸钠	2.5~10	羧甲基纤维素	5~10
离子交换树脂	0.5~5	羧甲基纤维素钙	1~8
泡腾酸-碱系统	3~20	低取代羟丙基纤维素	2~5
羟丙基淀粉		部分 α 化淀粉	
		微晶纤维素	>20

附表 2-7　常用的润滑剂、助流剂、抗黏着剂、抗静电剂和稳定剂

辅料用途	辅料名称	参考用量（%）	辅料用途	辅料名称	参考用量（%）
疏水性润滑剂	硬脂酸镁	1 以下	助流剂	滑石粉	1~5
	硬脂酸钙	1 以下		微粉硅胶	0.1~0.5
	硬脂酸	1~2		小麦淀粉	5~10
	蜡类	1~5	抗黏着剂	滑石粉	1~5
	微粉硅胶	0.1~0.5		微粉硅胶	0.1~0.5
亲水性润滑剂	聚乙二醇 4000 或 6000	1~5		小麦淀粉	5~10
	十二烷基硫酸钠	1~5	抗静电剂	十二烷基硫酸钠	
	十二烷基硫酸镁	1~3	稳定剂	亚硫酸氢钠	
	聚氧乙烯单硬脂酸酯	1~5		焦亚硫酸钠	
	聚氧乙烯月桂醇醚	5		EDTA-2Na	

附表 2-8　膜剂的成膜材料

	膜剂的成膜材料
天然高分子	明胶、虫胶、阿拉伯胶、琼脂、淀粉、糊精
合成高分子	PVA05-88、PVA17-88、乙烯-乙酸乙烯共聚物（EVA）

（四）半固体制剂的常用辅料（附表 2-9，附表 2-10）

附表 2-9　软膏剂常用基质

基质	油脂性	烃类：凡士林、石蜡、液体石蜡 类脂类：羊毛脂、蜂蜡、鲸蜡、二甲基硅油
	乳剂型基质	油相：硬脂酸、石蜡、蜂蜡、十八醇、液体石蜡、凡士林、植物油等 水相：常需加入甘油、丙二醇、山梨醇等保湿剂
	水溶性基质	PEG 类高分子物、FAPG（十八醇和丙二醇混合物） 凝胶基质：CMC-Na、HPMC、海藻酸钠、海藻酸、皂土、卡波姆、果胶等
附加剂	抗氧剂	抗氧剂：V_E、没食子酸烷酯、丁羟基茴香醚（BHA）、丁羟基甲苯（BHT） 还原剂：抗坏血酸、异抗坏血酸、亚硫酸盐 抗氧剂的辅助剂（螯合剂）：枸橼酸、酒石酸、EDTA、巯基二丙酸
	防腐剂	醇类：乙醇、异丙醇、氯丁醇、三氯叔丁醇、苯基-对-氯苯丙二醇、苯氧乙醇、溴硝基丙二醇（Bronopol）参考用量：7% 酸类：苯甲酸、脱氢乙酸、丙酸、山梨酸、肉桂酸　参考用量：0.1%~0.2% 芳香酸：茴香醚、香茅醛、丁子香酚、香兰酸酯　参考用量：0.001%~0.002% 汞化物：醋酸苯汞、硼酸苯汞、硝酸苯汞、汞撒利　参考用量：0.001%~0.002% 酚：苯酚、苯甲酚、麝香草酚、对氯邻甲苯酚、对氯-间二甲苯酚、煤酚、氯代百里酚、水杨酸　参考用量：0.1%~0.2% 酯：对羟基苯甲酸（乙酸、丙酸、丁酸）酯　参考用量：0.01%~0.5% 季铵盐：苯扎氯铵、溴化烷基三甲基铵　参考用量：0.002%~0.01% 其他：葡萄糖酸洗必泰　参考用量：0.002%~0.01%

附表 2-10　栓剂常用辅料

基质	油脂性	天然基质：可可豆酯 合成或半合成脂肪酸甘油酯：半合成椰油脂、半合成山苍子油脂、半合成棕榈油脂、硬脂酸丙二醇酯、硬化油、Witepsol
	水溶性	甘油明胶、聚乙二醇、聚氧乙烯（40）单硬脂酸酯类（S-40）、泊洛沙姆（Pluronic F-68）
添加剂	硬化剂	白蜡、鲸蜡醇、硬脂酸、巴西棕榈蜡
	增稠剂	氢化蓖麻油、单硬脂酸甘油酯、硬脂酸铝
	吸收促进剂	表面活性剂、Azone（月桂氮䓬酮）、EDTA、水杨酸、氨基酸乙胺衍生物、乙酰醋酸酯类、β-二羧酸酯、芳香族酸性化合物、脂肪族酸
	抗氧剂	同软膏
	防腐剂	同软膏

（五）常用薄膜包衣材料（附表 2-11）

附表 2-11　常用包衣材料

辅料类别	用途
薄膜包衣材料	普通性：HPC、HPMC、MC、HEC 胃溶性：EuE、AEA 肠溶性：HPMCP、CAP、HPMCAS（醋酸羟丙甲纤维素琥珀酸酯）、CMEC（羧甲乙纤维素）、Eu-L、Eu-S、Eu-LD 不溶性：EC、EuRS、EuRL、CA

续表

辅料类别	用途
水分散系包衣材料	肠溶性：HPMCP、Eu-S 不溶性：EC、EuRS、NE30D

（六）经皮给药系统高分子材料（附表 2-12）

附表 2-12　经皮给药系统高分子材料

辅料类别	辅料名称
膜聚合物与骨架聚合物	EVA、PVC、PP、PE、PET
压敏胶	聚异丁烯（PIB）类、丙烯酸酯聚合物、硅橡胶
背衬材料	多层复合铝箔、PET、高密度 PE、聚苯乙烯
防粘材料	聚乙烯、聚苯乙烯、聚丙烯、聚四氟乙烯、聚碳酸酯
药库材料	卡波姆、HPMC、PVA

（七）气雾剂（附表 2-13）

附表 2-13　气雾剂

辅料类别	辅料名称
抛射剂	氢氯烷烃 碳氢化合物：丙烷、正丁烷、异丁烷 压缩气体：二氧化碳、氮气
附加剂	潜溶剂：乙醇、丙二醇、聚乙二醇
	润滑剂：滑石粉、胶体二氧化硅
	稳定剂：油酸、月桂醇

附录三　常规仪器的使用

实验一　小型中药粉碎机的使用

一、仪器简介

小型中药粉碎机是一种常见的破碎设备，常用于将各种中药材加工成符合要求的粒度。中药粉碎机的粉碎效果直接影响中药材的后续加工和应用。优质的中药粉碎机能够将中药材粉碎得均匀、细腻，从而提高中药材的提取率和利用率，因此广泛应用于中药生产、科研、教学等领域。操作小型粉碎机需要遵循一定的操作规程和注意事项，以确保设备的正常运转和人身安全。

二、组成与构造

中药粉碎机的工作原理主要依赖于其内部的刀片或研磨装置。当电机启动时，带动刀片或研磨装置高速旋转，产生强大的剪切力和摩擦力，从而将中药材粉碎成所需的颗粒大小。中药粉碎机的材质通常采用不锈钢或食品级塑料，确保在粉碎过程中不会对中药材产生污染，同时也保证了设备的耐用性和使用寿命。如附图 3-1 所示。

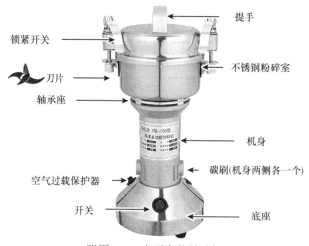

附图 3-1　小型中药粉碎机

三、使用方法

1. 启动设备　将中药粉碎机插入电源并开启开关，使其开始运转。

2. 加入材料　将处理好的中药材料逐步加入到粉碎机内，并注意控制加入量以避免过载。

3. 调整速度　根据所需粉碎程度和材料特性等因素，适当调整粉碎机的转速和时间等参数。

4. 观察状态　在操作过程中应时刻观察设备运转状态和粉碎效果，并及时进行调整和处理。

5. 停止设备　当研磨完成后，应将设备停止运转，并将粉碎机内的材料取出。

6. 清洁设备　在使用后应及时清洁设备，以保持其干净卫生，避免杂质残留影响下次使用效果。

四、使用注意事项

1. 安全操作　在使用中药粉碎机时，应注意安全操作，避免手指等部位接触到转动的刀片等危险部位。

2. 控制加入量　在加入材料时应逐步加入，并控制好加入量，以避免过载和影响粉碎效果。

3. 定期维护　中药粉碎机需要定期进行维护和保养，如清洗、润滑和更换易损件等工作。

4. 选择合适设备　根据所需研磨材料的特性和要求等因素，选择合适的中药粉碎机进行操作。

实验二　单冲压片机的使用

一、仪器简介

单冲压片机是一种用于制药、化工、食品等行业的设备，主要用于将粉状或颗粒状物料压制成片剂或其他形状的固体制剂。单冲压片机具有结构简单、操作方便、生产效率高等特点，可以根据需要制作不同形状、不同规格的片剂，如圆形、方形、椭圆形等。同时，压片机还可以根据生产要求进行配备，如加装除尘装置、冷却装置等，以提高生产效率和产品质量。在制药行业中，单冲压片机被广泛应用于生产各种药片、片剂、饼状颗粒等固体制剂。单冲压片机作为一种重要的制药设备，在固体制剂生产过程中发挥着重要作用。

二、组成与构造

　　单冲压片机主要由压片机底座、上下压轮、进料器、模具、压力调节系统、电气控制系统等部件组成，如附图 3-2 所示。

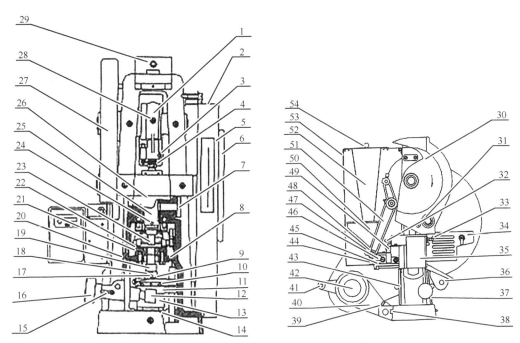

附图 3-2　单冲压片机主要构造示意图

1. 偏心轮；2. 皮带；3. 紧固螺栓；4. 齿轮轴；5. 皮带护罩；6. 手动轮；7. 键轴；8. 中模台；9. 调节螺母紧固螺钉；10. 调节螺母；11. 托模臂；12. 填充蜗杆；13. 填充齿轮；14. 橡胶垫；15. 填充紧固手柄；16. 填充手轮；17. 下冲紧固螺丝；18. 下模轴；19. 下冲；20. 中模板紧固螺钉；21. 中模板；22. 下模板；23. 上冲；24. 上冲紧固螺钉；25. 上冲导杆；26. 罩；27. 大齿轮护罩；28. 油杯；29. 玻璃罩；30. 大齿轮；31. 尼龙齿轮；32. 外罩保护开关；33. 安全门保护开关；34. 安全门；35. 变频器；36. 除粉盒；37. 前门；38. 下模轴定位螺钉；39. 电机座紧固螺栓；40. 电机座；41. 电机座手柄；42. 电机；43. 后门；44. 小车；45. 垫板；46. 小车摇臂；47 卡簧；48. 连杆轴；49. 滑轮；50. 料斗；51. 大摇臂；52. 副料斗；53. 外罩；54 副料斗上盖

料斗小车是由 44、45、46、47、48、49、50 等构成的组合体

三、使用方法

1. 模具的安装与调整

　　（1）旋松固定在中模板（序号 21）上的 3 个紧固螺钉（序号 20），取下中模板。

　　（2）旋松下冲紧固螺钉（序号 17），将下冲（序号 19）插入下模轴（序号 18）的孔中，并要插到底，下冲紧固螺钉不要旋紧。如果是圆形模具，下冲杆的缺口面要对准下冲紧固螺钉。

　　（3）把中模板平稳放在中模台（序号 8）上，同时使下冲进入中模的孔中，然后借助中模板的三个紧固螺钉固定，但不要旋紧。

　　（4）松开上冲紧固螺钉（序号 24），将上冲（序号 23）插入上冲导杆（序号 25）的孔中，并要插到底，注意上冲杆的缺口面要对准上冲紧固螺钉，旋紧上冲紧固螺钉。

　　（5）用手轻轻旋动手动轮（序号 6），使上冲慢慢下降进入中模孔中，若发生碰撞或摩擦，则调整好中模板的位置，使上冲进入中模板孔中。如果是异形模具，要先转动下冲和中模，调整好和上冲的入模位置后，再调整中模板的位置，使上冲进入中模孔中。

（6）顺序旋紧中模板的 3 个紧固螺钉，然后旋紧下冲紧固螺钉。

（7）用手轻轻转动手动轮，观察上冲进入中模时有无碰撞或摩擦现象，若没有发生碰撞或摩擦方为安装合格，否则按上述方法重新调整直至合格为止。

2. 出片的调整

（1）用手轻轻转动手动轮，使下冲上升到最高位置，旋松调节螺母紧固螺钉（序号 9），用拨杆调整环形的调节螺母（序号 10），使下冲的上表面与中模孔的上表面平齐或低于上表面百分之几毫米，旋紧调节螺母紧固螺钉。

（2）用手转动手动轮，空车运转 10 余转，若机器运转正常，则可加料试压，进行下一步调整。

3. 填充调整（即药片重量的调整） 旋松填充紧固手柄（序号 15），顺时针旋转填充手柄（序号 16）增大填充量，片剂重量增加；逆时针旋转填充手轮填充量减小，片剂重量减小，调整完成后，重新拧紧紧固手柄。

4. 压力的调整（即药片厚度的调整） 松开紧固螺栓（序号 3），从上往下看，利用调压扳手（专用工具）顺时针旋转齿轮轴（序号 4），这时压片压力增大，药片的厚度减小；逆时针旋转齿轮轴，这时压片压力减小，药片的厚度增加。压力调整完成后将紧固螺栓旋紧。

5. 用手转动手动轮，试压几个药片，检查药片的片重、硬度和光洁度，若合格即可投料生产。

四、注意事项

1. 初次使用前应对照机器实物详细阅读说明书，然后再使用。

2. 本机器只能按一定方向运转（皮带护罩上的箭头所示），不可反转，以免损坏机器。在压片调整时仍特别注意，不能疏忽。

3. 皮带松紧调节：旋松电机座紧固螺栓（序号 39），向下扳动电机座手柄（序号 41）皮带涨紧，反之皮带变松，调整合适后注意锁紧电机座紧固螺栓。

4. 无论手动压片或电动压片，在启动前均应使上冲处在上升位置然后再启动。若在上冲处于下降位置的情况下启动，则刚刚开始启动，上冲就进入中模压片，这时由于机器的转速还未升上去，惯性较小，容易发生顶车的情况。（即上冲进入中模后由于药片的抗力而"顶死"，使机器停止运转。顶车时由于负荷较大，往往容易损坏机器上的零件）

5. 顶车后处理办法

（1）在电动压片时发生顶车情况，应及时关闭电源。

（2）顶车情况较轻时，可用力扳动手动轮使上冲通过"死点"（但不可反转，以免料斗小车重复加料，造成更严重的顶车）。

（3）只允许一个人扳转手动轮，若顶车现象严重，一个人扳不动，则需按 5.4 条处理办法。切不可两个人扳，以免过大的顶力损坏机器。

（4）严重顶车时，可用手扳转手动轮反转半周（但不可连续反转一周，以免料斗小车重复加料，造成更严重的顶车）至上冲刚刚离开中模时，逆时针旋转齿轮轴（序号 4）以减小压片压力，然后再正向转动手动轮，使上冲通过"死点"将药片顶出，然后重新调准药片厚度；或者将料斗小车（由序号 44、45、46、47、48、49、50 等构成的组合体）拆除，反转手动轮将造成顶车的药片顶出（此时可反转一周），然后安装好料斗小车，重新调准药片硬度。

（5）有时严重的顶车会使机器"顶死"（即手动轮扳转不动），此时需要借助卸压扳手进行处理，其方法是：将副料斗上盖（序号54）、副料斗（序号52）、外罩（序号53）及料斗小车拆除，旋掉下冲紧固螺钉（序号17），将下模轴定位螺钉（序号38）旋出，将机械倾斜，此时可见到下模轴（序号18）的底端有一方孔，这时用卸压扳手逆时针扳转下模轴即可卸压。卸压后将下模轴旋回原来的位置，并将下模轴定位螺钉旋到底，然后重新调整机器。

（6）在压片过程中须经常检查药片质量（片重、硬度、表面光洁度等），及时调整。

6. 压片前的配料制料工艺对压片有很大的影响。如物料和滑料、填料、黏合剂等辅料的配方，制颗粒的情况（粉子的情况、颗粒松紧、粉粒的比例、含水量等）都直接影响药片的质量。并往往由于配料制粒不当而不能成片，甚至损坏机器。因此本机器不能用于半固体、潮湿、无颗粒极细粉子的压片。在使用中若发现压力已调得相当大仍压不成片或压成片但出现过于疏松、起层、碎片、麻点、掉粉等现象。就应从配料等方面找出原因，加以解决。切不可一味调整加大压力，以至损坏机器。此外，有些物料压出的药片硬度虽然不大，但具有一定的韧性，其抗摔抗震性并不差（通常以从 1～1.2 m 高处掉在地面上不碎即可），因此以满足运输保管的要求为度，不要单从硬度着眼，以免压力过大，损坏机器。

7. 机器设置的安全门（序号34）和外罩（序号53）不完全关闭时，电动机不启动。

实验三　包衣锅的使用

一、仪器简介

包衣锅是一种重要的制药设备，主要用于对药品进行包衣处理，以改善药品的外观、口感、稳定性以及释放特性等。这种设备广泛应用于制药、化工、食品等行业，是药品生产中不可或缺的一部分。除了基本的包衣功能外，现代包衣锅还配备了多种辅助设备，如除尘设备、自动控制系统等，以提高生产效率、保证产品质量，并减少对环境的影响。

二、组成与构造

包衣锅通常由锅体、搅拌系统、加热系统、排风系统等组成。其中，锅体是包衣锅的核心部分，一般由不锈钢或紫铜等优质材料制成，具有良好的耐腐蚀性和导热性。搅拌系统则负责使药品在锅体内均匀分布，确保包衣液能够充分覆盖药品表面。加热系统则通过控制温度，使包衣液在药品表面形成均匀的膜层。排风系统则用于排除包衣过程中产生的废气，保持工作环境清洁（附图3-3）。

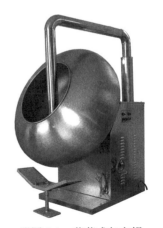

附图3-3　荸荠式包衣锅

在包衣过程中，药品在包衣锅内不断翻滚，与包衣液充分接触并吸收包衣液。随着加热和搅拌的进行，包衣液逐渐在药品表面形成一层均匀的膜层，从而实现对药品的包衣处理。包衣锅的转速、温度和包衣液的浓度等参数均可根据需要进行调节，以适应不同药品和包衣需求。

三、使用方法

1. 检查与准备 在使用包衣锅之前，请确保设备完好无损，并已进行了必要的清洁和消毒。此外，检查电源、电机、热风系统等是否工作正常。准备好成膜材料、包衣液及所需的热风等。

2. 放置与固定 将待包衣的物料放置在包衣锅内，并确保物料分布均匀。根据物料的特性和包衣要求，选择适当的固定方式，以确保物料在包衣过程中不会移动或滚动。

3. 电源连接 连接包衣锅的电源，确保电源稳定并符合设备要求的电压和电流。在连接电源之前，请再次检查设备的所有部件是否安装正确并处于良好状态。

4. 分布成膜材料 根据包衣的要求，将成膜材料均匀地分布在物料表面。可以使用喷雾器或细流加液器将成膜材料均匀地喷洒在物料上，以确保包衣效果均匀一致。

5. 调节转速与加挡板 根据物料的特性和包衣要求，调节包衣锅的转速。同时，根据需要加入适当的挡板，以控制物料的翻滚和包衣液的分布。适当的转速和挡板设置可以确保包衣效果更加均匀。

6. 喷雾或细流加液 通过喷雾器或细流加液器将包衣液均匀地喷洒在物料表面。确保喷雾或细流的速度和量适中，以避免包衣液过量或不足。同时，注意喷雾或细流的角度和方向，以确保包衣液能够均匀地覆盖物料表面。

7. 通入热风蒸发 打开热风系统，通入适量的热风，使包衣液中的水分蒸发，形成均匀的包衣膜。根据物料的特性和包衣要求，调节热风的温度和风量。确保热风均匀地吹拂在物料表面，使包衣膜更加均匀、光滑。

8. 半薄膜衣工艺 对于需要进行半薄膜衣工艺的物料，需要在包衣过程中适时调节转速、喷雾速度、热风温度等参数，以确保形成的包衣膜既具有一定的厚度，又不过于厚重。同时，要注意控制包衣时间，避免过长的包衣时间导致包衣膜过厚或物料变形。

9. 埋管包衣锅使用 如果使用埋管包衣锅进行包衣操作，需要在包衣过程中注意控制埋管温度和热风温度，确保两者协调配合，以达到最佳的包衣效果。同时，要定期检查埋管是否畅通，避免堵塞影响包衣效果。

四、注意事项

1. 包衣锅的检查与清洁 在使用包衣锅之前，务必对设备进行全面检查，以确保其处于良好的工作状态。同时，应对包衣锅进行彻底的消毒处理，以消除潜在的微生物污染。每次工作完后必须用蒸馏水或乙醇清洗喷枪、液筒及管道，进行彻底的清洁和消毒处理。

2. 故障排除

（1）如发现喷枪无包衣液喷出，则检查：①包衣锅的控制系统，特别是与喷液相关的部分，看是否有故障或误操作；②确保空气压缩机正常工作，气压稳定；③包衣液的流动性，看是否有堵塞或凝固的现象；④喷液管是否有堵塞或折弯，导致包衣液无法顺利喷出。

（2）如发生枪头堵口，则按照喷枪使用说明书依次拆开：量调节旋钮，弹簧，枪针，枪头锁紧螺母，锥角调节枪头。用比枪头小的细针清理枪头孔，或用压缩空气反吹，直至清理干净。

实验四　崩解仪的使用

一、仪器简介

崩解仪是一种用于测试物质在水中溶解度的机电一体化药检仪器。其工作原理是将样品与水混合，加热和搅拌，并通过实时监测样品在水中的溶解度来确定物质的溶解度。这种仪器通常具有电源、功率、工作分贝、定时范围和外形尺寸等参数。

智能崩解仪，如 ZB 型和 LB 型，是根据《中国药典》及其他国际药典关于崩解时限检测的规定而研制的。这些仪器不仅适用于片剂、胶囊剂、丸剂等药品的崩解时限检查，还可用于评估口服片剂的溶解度和生物可利用性，以确保药品的有效性和安全性。其主要技术指标也符合 USP、BP、JP 关于崩解时限检测的规定。

二、组成与构造

以 LB-2D 为例，智能崩解仪主要包括主机（含单片机、温度传感器、电机、加热器、水浴槽、烧杯、显示窗、吊篮杆等）、能升降的金属支架和下端镶有金属筛网的吊篮（附有挡板）等主要部件（附图 3-4）。

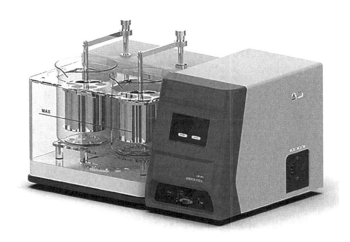

附图 3-4　LB-2D 型智能崩解仪

升降的金属支架上下移动距离为 55 mm ± 2 mm，往返频率为每分钟 30～32 次。

吊篮含玻璃管 6 根，管长 77.5 mm ± 2.5 mm；内径 21.5 mm，壁厚 2 mm；透明塑料板 2 块，直径 90 mm，厚 6 mm，板面有 6 个孔，孔径 26 mm；不锈钢板 1 块（放在上面一块塑料板上），直径 90 mm，厚 1 mm，板面有 6 个孔，孔径 22 mm；不锈钢丝筛网 1 张（放在下面一块塑料板下），直径 90 mm，筛孔内径 2.0 mm；以及不锈钢轴 1 根（固定在上面一块塑料板与不锈钢板上），长 80 mm。将上述玻璃管 6 根垂直于 2 块塑料板的孔中，并用 3 只螺丝将不锈钢板、塑料板和不锈钢丝筛网固定，即得。

挡板为一平整光滑的透明塑料块，相对密度 1.18～1.20，直径 20.7 mm ± 0.15 mm，厚 9.5 mm ± 0.15 mm；挡板共有 5 个孔，孔径 2 mm，中央 1 个孔，其余 4 个孔距中心 6 mm，各孔间距相等；挡板侧边有 4 个等距离的"V"形槽，"V"形槽上端宽 9.5 mm，深 2.55 mm，底部开口处的宽与深度均为 1.6 mm。

吊篮通过上端的不锈钢轴悬挂于金属支架上，浸入 1000 ml 烧杯中，并调节吊篮位置使其下降时筛网距烧杯底部 25 mm，烧杯内盛有温度为 37℃ ± 1℃ 的水，调节水位高度使吊篮上升时筛网在水面下 15 mm 处。

三、使用方法

1. 预备工作 将吊篮悬挂于金属支架上，将盛有水或人工胃液等介质的 1000 ml 烧杯放入水箱中，水箱中可盛放略低于 35℃ 的温水，再调节水位高度和吊篮的吊杆高度，使吊篮上升时的筛网在水面下 15 mm 处，下降时距烧杯底 25 mm。

2. 正常工作

（1）插好温度传感器和温度计，连接好所有插座和插头，开启机器后侧电源开关。

（2）预置温度：打开电源后，温度显示为水浴槽内实际温度。按温度预置 "＋" 和 "－" 键调节至测试所需的温度值。按 "启动" 键，加热器开始加热。

（3）预置时间：按下 "设定" 按键，分别按 "时 ＋" 和 "分 ＋" 按键，使显示屏显示值和测试要求时间值一致。

（4）当温度达到预置温度后，取 6 个试样，分别置于吊篮的六支玻璃管中，按《中国药典》规定需要加挡板的加上挡板，将吊篮悬挂于金属支架上。

（5）按启动键。吊篮部件往返运动，开始测试，到达预置定时时间后，吊篮部件停止运动。

（6）药片全部崩解时的时间为该药片的崩解时限。

3. 结束工作

（1）崩解时限测定结束后，封闭电机开关，取下吊篮，在水池中用净水反复冲洗至无药物残渣，并用无盐水冲洗 2～3 遍，然后放于崩解仪旁。

（2）取出烧杯，把用过的溶液倒进水池，并将烧杯洗净放于崩解仪旁。

（3）及时填写 "仪器使用记录"。

四、注意事项

1. 严禁水箱内无水进行加热。并严禁将高于 35℃ 的水注入水箱内。向水箱内注水时，应避免将水洒到机箱内。

2. 温度传感器与插座接触应良好，否则控温将不起作用，造成水箱水温过高。

3. 若要清洗水箱，先将水箱与机箱连接的插头与座分离，用双手端取水箱，以防水箱曲裂损坏。清洗完毕再将插头插入与箱体联结的插座上并放正水箱。

4. 烧杯、温度计、温度传感器均属易损物件，使用时防止碰撞、冲击。

5. 温度传感器的校正：若标准温度计与数字显示屏数字不一致可通过仪器后面的 "温校电位器" 来进行微调。更换传感器时必须重新校正。

实验五　脆碎度检查仪的使用

一、仪器简介

片剂脆碎度是反映片剂抗震耐磨能力的指标，一般使用片剂脆碎度测定仪测定。片剂脆碎度检查法（《中国药典》2000 年版二部附录 XG）是利用片剂在脆碎度检查仪圆筒中滚动 100 次后减失重量的百分数，用于检查非包衣片剂的脆碎情况及其物理强度，如压碎强度等。片剂脆碎度是一个非常重要的药物制剂指标，对于评估片剂的品质具有重要意义。

二、组成与构造

　　脆碎度检查仪内径约为 286 mm，深度为 39 mm，内壁抛光，一边可打开的透明耐磨塑料圆筒。筒内有一自中心向外壁延伸的弧形隔片（内径为 80 mm ± 1 mm），使圆筒转动时，片剂产生滚动。圆筒直立固定于水平转轴上，转轴与电动机相连，转速为 25 r/min ± 1 r/min。每转动 1 圈，片剂滚动或滑动至筒壁或其他片剂上（附图 3-5）。

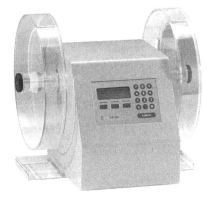

附图 3-5　片剂脆碎度检查仪

三、使用方法

　　1. 计时、计数参数设置　通过置位键和置数键改变预置值，进行时间、次数设定。设定试验时间 4 分钟，转动次数 100 次。

　　2. 测定操作　先将待测样品按规定小心除去片剂表面松散的粉末或颗粒，精密称定。将防脱钮取下，摘下圆筒并打开，将处理好的供试品放入圆筒内，将圆筒推入重新安装在转轴上，装上防脱钮。按启动键，电机运转至自动停止。取下防脱钮，摘下圆筒，检查是否有断裂、龟裂和粉碎片剂。小心将供试品取出，除去表面松散的粉末或颗粒，精密称定，计算。

　　3. 其他操作

　　（1）暂停：在仪器运转过程中按启动键，仪器暂停。再按启动键，电机启动，显示屏数字从暂停处累加计算。

　　（2）重复：在一次试验完成后，若想重复上一次的试验而不进行任何设置改动，只需按一下启动键，仪器就可重复上一次的试验。

　　（3）复位：任何时候，按复位键，仪器都将回到最初原设置状态。

　　4. 关机　测试结束后，关闭电源。将圆筒内用软布擦净。将圆筒推入装上防脱钮。登记使用时间和状况。

四、注意事项

　　1. 由于供试品的形状或大小的影响，使片剂在圆筒中形成不规则滚动时，可调节仪器的基部，使与水平面（左、右）约成 10° 的角，以保证试验时片剂不再聚集，能顺利下落。

　　2. 对易吸湿的片剂，操作时实验室的相对湿度应控制在 40% 以下。

　　3. 对于形状或大小在圆筒中形成严重不规则滚动或特殊工艺生产的片剂，不适于本法检查，可不进行脆碎度检查。

实验六　药物溶出试验仪的使用

一、仪器简介

　　药物溶出试验仪（简称溶出仪）是专门用于检测口服固体制剂（如片剂、胶囊、颗粒剂等）

溶出度的药物试验仪器。它能模拟人体的胃肠环境及消化运动过程，是一种控制药物制剂质量的体外试验装置，广泛应用于药物的研究、生产与检验。

二、组成与构造

溶出试验仪主要由下部的机座箱、水浴箱、杯架板、溶出杯和上部的机头、转杆等各部分组成，其整机外形及各部件名称如附图 3-6 所示。以 RC806D 溶出试验仪为例，该仪器是按照《中国药典》和《美国药典》及溶出仪物理性能验证的要求而设计的新型药物溶出试验仪。该仪器采用四柱支撑结构形式，双排八杯八杆，机头电动升降，主要特点有：可装配 8 个 185 mm 高度的溶出杯、8 个搅拌桨或转篮；转杆最高稳定转速可达 250 r/min；"程控试验"功能可执行 10 组预置的取样程序，适于常规重复性试验，"基本试验"功能可在试验过程中随时改变试验参数，便于研究性试验（附图 3-6）。

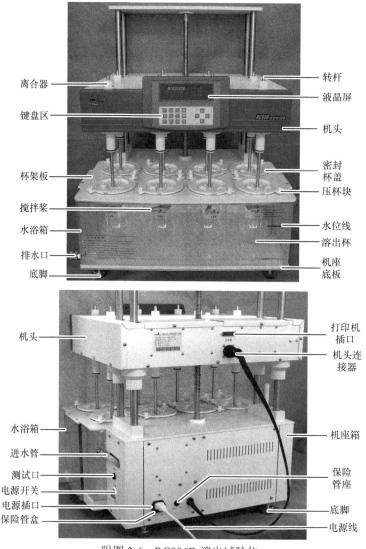

附图 3-6　RC806D 溶出试验仪

三、使用方法

1. 基本试验　"基本试验"功能选项是由操作者手动控制仪器的几个基本运行动作来完成溶出试验的操作方式，它的特点是灵活、随意，运行过程中依需要可随时改变参数，对研究性试验工作比较方便。

（1）开机：打开电源开关，液晶显示屏显示主菜单。

（2）进入"基本试验"：若反白光标不在"基本试验"上，则按［▲］键移动光标至"基本试验"，再按［确认］键进入"基本试验参数设置"界面。

（3）参数设置：按［▲］或［▼］键及数字键分别在"转速设定"、"温度设定"及"打印间隔"项下输入参数值，按［确认］键完成设置。参数范围：转速为 25～250 r/min，温度为 5.0～45.0℃（应高于室温），打印间隔为 0～60 min，设"0"不打印试验数据。

（4）进入运行界面：参数设置［确认］后，再按［确认］键（若参数无更改只按一次）即进入"基本试验"运行界面，左上角显示日期，右上角显示时钟。

（5）机头升降控制：按［▲］或［▼］键可交替启/停机头上升或下降，同时出现 3 s 的"请移开杯盖"提示界面，此时若溶出杯口上盖有密封杯盖应立即再按［▲］或［▼］键停止机头运动，以避免损坏杯盖或其他部件，取下杯盖后再按［▲］或［▼］键继续机头上升或下降。机头上升至最顶位或最低位时自动停止。

注意：机头升起后应避免使转杆转动。如确需转动转杆，应注意操作安全，防止转动的转杆误伤操作人员。

（6）水浴温度控制：按［加热］键可交替启/停水浴系统的温控程序，屏幕显示"加热器：开"/"加热器：关"。"开"的过程是先启动循环水泵（从水浴箱右侧进水口可观察到水的流动），30 s 后再启动电热管加热，此后温度显示值逐渐升高，直至达到预置温度值并自动维持稳定。"关"的过程是先关电热管停止加热，30 s 后再关水泵停止水浴系统循环。

（7）转杆转速控制：按［转动］键可交替启/停搅拌桨或转篮的转速控制程序，屏幕显示"电动机：开"/"电动机：关"。"开"时显示"转速：×××r/min"（实时检测转速）；

（8）计时控制：按［0/计时］键可交替启/停试验计时，启动后"计时"显示以秒数开始累计，再按该键则"暂停"计时，重按该键又继续累计计时。当退出运行界面时，计时器清零。

（9）退出运行：按［转动］键停止转杆的转动，加热器或关或不关，再按［退出］键可退回主菜单。若在转杆转动状态（认为是试验进行中）按［退出］键则会出现"二次确认提示"界面，确要退出就再按一次［退出］键退回主菜单（转动才停止），否则按［确认］键返回运行界面继续试验运行（转动一直不停）。计时、计数参数设置通过置位键和置数键改变预置值，进行时间、次数设定。设定试验时间 4 min，转动次数 100 次。

2. 溶出试验

（1）试验开始

1）根据要求的溶出度测定法安装搅拌桨或篮杆、转篮并调整其高度定位。确定试验操作方式（"基本试验"或"程控试验"），设定试验参数，进入运行界面，确认水浴温度达到恒定状态。

2）向各溶出杯中注入溶出介质（水浴水位应略高于杯内介质的液面高度），待其温度达到规定值并稳定方可开始试验（若介质温度与水浴温度稍有差值，可适当增加设定温度值）。

3）启动转杆转动：对于篮法先将供试品装入转篮内再启动转杆转动，待转速稳定后降至试验规定位置（机头整体下降或单杆逐一分时下降）；对于桨法可在试验规定位置先启动转杆转动，待转速稳定后再将供试品投入溶出杯中（同时或分时）。

4）在供试品接触溶出介质同时按下［0/计时］键开始试验计时。

5）将溶出杯密封杯盖的上、下盖叠在一起并旋转上盖使它们开槽重合，将开槽对着转杆盖在各杯口上，开槽朝前并用压杯块压住，再将上盖旋转180°封住开槽，可有效防止杯内介质蒸发。投放供试品（或用温度计测温）时将上盖投药孔旋转到下盖的槽孔处即可进行，操作完毕仍旋回原位保持密封状态。

（2）取样方法

1）每次临近取样时间，提前30 s溶出仪开始鸣笛，此时立即准备取样，将杯盖上盖取样孔顺时针旋转到下盖的槽孔处，用注射器装配随机附带的直角弯针头及针垫，当鸣笛停止时从取样孔插入溶出杯内抽取样品。取样完毕，将针头连同针垫一起拔出，仍将上盖旋回原密封位置。

2）对于溶出杯内不同体积的溶出介质，针头端部取样点位置利用随机附带的取样定高器和针垫来确定。将针垫大头向上套入针头端部（其位置可调并能相对固定）并使其小头部分插入杯盖上取样孔中，在直角弯针头的横臂下放置取样定高器，轻压针头横臂使其落在标有相应数值的定高器台阶上，各台阶所标数值对应于加入溶出杯内的溶出介质体积，分别有500 ml、600 ml、750 ml、800 ml、900 ml、1000 ml等，两侧台阶分别对应于篮法取样和桨法取样。然后，取下定高器，保持针垫在针头上的相对位置固定不动。这样，当将针头连同针垫插入杯盖上取样孔中从溶出杯内取样时，针头端部取样点位置即符合《中国药典》规定。为方便起见，可在试验开始之前预先调好各针头上的针垫高度。

3）对于小杯法，另有专用的直角弯针头（稍短些）和定高器，针垫通用。小杯法专用针头和定高器随小杯法套件提供。

（3）试验结束

1）最后一次取样完毕，按［转动］键停止转杆转动，按［加热］键关闭加热及水浴循环，屏幕应显示"电动机：关"、"加热器：关"。

2）旋松取下离合器，升高机头，取下搅拌桨或转篮，清洗、干燥，放入附件箱保存。其他附件亦应保持清洁，妥善保管，防止丢失。

3）取出溶出杯，倒掉残液，清洗干净，收置备用。

4）下降机头至适当高度，建议勿使机头降到最低位置（低位检测器长时间受重压将会影响其使用寿命）。

5）按［退出］键返回主菜单，关断电源开关。然后罩上仪器罩防尘。

（4）定时功能设置：当日试验结束以后，若次日（或以后）上班前需要仪器"自动预热"，可退回主菜单，选择进入"自动预热"功能选项，设置好各项参数并［确认］进入"等待状态"，然后离开。这样次日上班后可立即开始试验，以节省水浴加热与稳定的等待时间。

（5）小杯法试验：如果需要进行《中国药典》溶出度测定法第三法——小杯法试验，须选配该仪器的小杯法专用配件，按以上介绍的方法步骤操作即可。

3. 关机 测试结束后，关闭电源。将圆筒内壁用软布擦净。将圆筒推入装上防脱钮。登记使用时间和状况。

四、注意事项

1. 水浴箱中无水时严禁启动加热器，否则将损坏加热器。

2. 水箱内蒸馏水污染严重可导致水浴循环与温控系统发生故障，应及时清洗换水。

3. 水浴箱清洗换水时，把排水管接嘴插头插入水箱左侧排水口接嘴插座排出污水；卸下水箱后面两侧的进出水管，向前抽出水箱，洗净后卸下排水管（向内推插头上锁箍即可弹出），重新将水箱复位、连接、注水。

4. 仪器不用时要拔下电源插头，擦拭干净，盖上防尘罩；转杆、杯盖及其他附件应收入附件箱妥善保管，以防丢失、损坏。

5. 勿使用有机溶剂清洁仪器外壳。

实验七　融变时限检查仪的使用

一、仪器简介

融变时限检查仪是一种用于检查栓剂或阴道片等固体制剂在规定条件下的融化、软化或溶散情况的设备。该设备根据《中国药典》或其他相关标准的要求而设计，融变时限检查仪在药品研发、生产和质量控制中起着重要作用。它可以帮助制药企业确保其产品符合相关标准和规定，从而保证药品的质量和有效性。同时，该设备也可以用于科研和教育机构的研究项目中，以评估新型固体制剂的性能和特性。

二、组成与构造

以 RBY-Ⅳ 型自动融变时限检查仪为例（附图 3-7），设备通常具有多种功能和技术指标，如温度控制、时间设置、自动翻转等。用户可以根据需要设置不同的参数，以适应不同类型的固体制剂试验。此外，该设备还具有自动化程度高、操作简便、性能优越、测试数据精度高等优点，使得试验过程更加可靠和高效，其技术指标完全符合《中国药典》的规定。

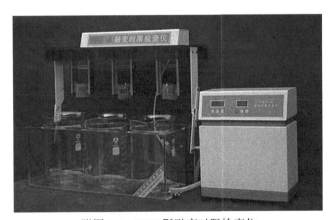

附图 3-7　RBY-Ⅳ融变时限检查仪

主要技术指标

水浴控温精度：37℃ ± 0.3℃。

加热功率：1300 W（最大）。

时限选择：P1（运行 30 min 每隔 10 min 金属架自动翻转 1 次）。

P2（运行 60 min 每隔 10 min 金属架自动翻转 1 次）。

P3（运行 30 min 金属架不翻转）。

温度均匀性：± 0.2℃。

温度预定范围：室温至 50℃。

过热保护：当水温超限时自动切断加热电源，并有声光、报警。

电源：交流 220 V ± 10%，50 Hz，带保护接地。

工作环境：温度＜37℃，相对湿度＜85%。

三、使用方法

1. 温度设定

（1）开机后观察主机面板，时间窗显示为 00:00。

（2）当水浴温度高于 30℃时，温度窗口显示实际温度值，当水浴温度低于 30℃，温度窗口显示"30℃"。利用温度设定键预定温度，通常为 37℃。按"控温键"加热指示灯亮，水浴即按设定的温度进行控温并保持恒定。

2. 时限选择

（1）按"时限键"，此时在温度窗口显示"P1"，为第一种时限方式，在时间显示窗上显示"30 min"，在运行 30 min 内每间隔 10 min，套筒自动翻转一次，此法适用于脂肪性基质的栓剂测试。

（2）再按"时限键"显示"P2"为第二种时限方式，运行 60 min，套筒每隔 10 min 自动翻转 1 次，适用于水溶性基质的栓剂；

（3）再按"时限键"显示"P3"为第三种时限方式，只运行 30 min，套筒不翻转，适用于阴道片测试。

3. 辅助

在加热过程中为使得烧杯内水温均匀，按一下"辅助键"套筒每分钟翻转一下，起到搅拌作用，当达到预定温度后，再按一下"辅助键"取消翻转。

4. 测试

（1）栓剂测试

1）供试品应在室温下放置 1 h 后使用，拿出 3 个金属架，将三粒供试品放入金属架的下层圆盘上；双手托起起桥板，将三个金属架装入各自的套筒内，再用双手将桥板平稳放入水箱。

2）按"时限键"选择检测方式（P1、P2）；按"计时键"，仪器按照选定的检测方式开始计时并实现按要求自动翻转，预定时限到达会蜂鸣提醒。（按任一键可结束蜂鸣）这时候用户可按《中国药典》的规定判定结果。（详见《中国药典》2020 版二部附录 XB 融变时限检查法）

（2）阴道片测试：将金属架放入套筒内，使烧杯中水液面至上层金属圆盘的孔恰好为均匀的一层水覆盖，水浴面应略高于杯中液面。取供试品 3 片分别置于上面的金属圆盘上，并用玻璃片盖在套筒上，按"时限键"选择"F3"，按"计时键"仪器运行 30 min，不翻转。

四、注意事项

1. 通电后无任何显示，检查 220 V 电源，保险管（10 A）和电源插座的接触是否良好。

2. 水浴温度低于 30℃，温度窗口只显示"30℃"，当达到 30℃时才显示实际温度；水箱未注水时严禁开机，否则水泵易损坏。

3. 水循环系统工作不正常严禁按"控温键"加热，否则会烧坏加热管。

4. 长期不使用，应将水箱内的水放掉。

5. 水浴箱上不得升降应双手轻托轻放，防止跌落，砸伤手指。

实验八　手工胶囊填充板的使用

一、仪器简介

手工胶囊填充板采用优质的透明有机玻璃板或聚碳酸酯（PC）、聚氯乙烯（PVC）、聚丙烯（PP）、丙烯腈/丁二烯/苯乙烯共聚物（ABS）等材质加工而成，仿机械排列设计，排列速度快、自动排列率高；可实行整板排列、整板灌装、整板锁合，并且锁合速度快、合格率高，比传统胶囊填充板提高工效 10 倍以上；可避免用手直接接触胶囊和药粉，有效解决药粉装量差异的难题，而且药物损耗少，是目前国内较理想的胶囊手工填充器械，适用于科研院校、实验室、医院制剂室及药品生产企业试制室等生产小批量胶囊剂。

二、组成与构造

手工胶囊填充板由胶囊导向排列盘 1 块、帽板 1 块、体板 1 块、中间板 1 块、刮粉板 1 块组成，如附图 3-8 所示。

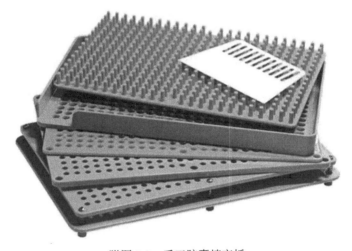

附图 3-8　手工胶囊填充板

三、使用方法

1. 体板平整放好，将排列盘放在体板上，并将排列盘和体板的孔对齐。然后将适量胶囊体放入排列盘内，端起体板和排列盘上下/左右晃动（注意用手挡住排列盘的缺口，以免胶囊体从缺口掉出来），胶囊体会一一掉入体板胶囊孔中，然后从缺口倒出多余胶囊体，把排列盘拿掉。

2. 胶囊帽的排列与胶囊体的排列操作相同，用同样方法将胶囊帽排列到帽板上。

3. 将药粉倒在体板上，用刮粉板帮助填充，待胶囊体装满药粉后，轻轻刮去体板上多余药粉。

4. 将中间板两边有缺口的面朝上，放到帽板上对齐，然后两板一起翻过来（翻转 180°），扣到体板上并对齐，轻轻压下去，再翻转整套胶囊板使体板向上，帽板朝下，用双手在体板上用力向下压到底。拿掉体板，将中间板和帽板再一起翻过来，拿掉帽板，将锁好的胶囊从中间板上倒出。

四、注意事项

1. 由有机玻璃制成的胶囊板，受热容易变形，使用前后洗净置阴凉处晾干，不可加热烘干。

2. 填充时台面保持干净整洁，胶囊板与胶囊壳不得沾水。